陪伴

敘說生命起落

戴德森醫療財團法人嘉義基督教醫院

「你要保守你心，勝過保守一切，因為一生的果效是由心發出。」

箴言 4：23

本書承蒙財團法人戴德森教育事務基金會與戴德森醫療財團法人嘉義基督教醫院經費支持，特此致謝。

目次

二部曲 愛的延續——職場體驗愛的感動

三部曲
弦外之音——觸動的省思

終部曲

最後一哩路——臨終陪伴

—推薦序—

記錄生命故事
專業與暖心的陪伴

戴德森醫療財團法人嘉義基督教醫院
陳煒院長

《陪伴 敘說生命起落》這本書裡，透過所有護理師作者們的視角，與他們耐心傾聽每位病人的需要，記錄了許多病人的生命故事，以及他們在護理職涯及臨床照護的收獲與啟發。

從這本書中，我們可以看到敘事醫學如何幫助了許多護理師，在面對每位病人不同病況與壓力時，仍能保持對護理工作的初心與熱忱，並有效應對各種複雜的情緒挑戰。從中我看到護理工作不僅是護理技術與專業的實踐，更是與人同行的過程，是醫療服務裡最具溫度的延伸。

從日常的臨床操作、病人照護、家屬關懷到生命終點的陪伴，護理師不僅是每位病人的守護者，也是醫療體系中不可或缺的核心力量。在病房裡每一次的問候、在病人低落與困惑時的鼓勵話語，甚至在生命盡頭前的一段陪伴，這些看似平凡的日常互動，都成為病人、家屬以及護理師自身最美好的陪伴與鼓勵。

透過一個個動人的敘事，讓我們更深刻地體會到護理工作的意義，這本書展現了護理人員如何以專業知識與細膩的關懷，陪伴病人與家屬度過每一個困難時刻。這本書是對所有護理同仁的深情致敬，也是獻給他們的真摯禮讚。

希望每個人在閱讀這本書時，都能感受到書中想要傳遞的溫度與智慧。也期盼這本書能鼓舞所有站在第一線的護理同仁，成為您們工作裡專業成長的指引與心靈休憩的港灣。

—推薦序—

護理情

台灣護理人員福音協會
陳清惠理事長

這是一本由第一線護理人員執筆的臨床照護心情故事集。共集結了四十八篇，超過四十位嘉義基督教醫院臨床護理人員的親身經歷。照護對象涵蓋甚廣，由新生兒至超過八十歲的高齡都有，而執筆的護理人員，包括新手及資深人員。所有的故事都發生在實際的醫療照護情境中，赤裸裸地展現了生、老、病、死的人生寫照，透過護理人員的視角，處處可見因病苦、急難的醫療過程所激發出的各種人性表現。閱讀後，讓人不但不會陷入生命無常的無奈中，反而因護理人員身歷情境的描述，讓我們看見並存於苦難下的人間溫暖。每一則故事篇幅都不長，但都隱含著濃郁的人間情懷，無論是夫妻之情或親子之愛，因病苦而湧現，在護理人員描述的字裡行間裡，更可看見護理人員對照護的病人及其家屬的關懷，陪伴他們同喜、同悲。也因著這份關懷，人性的溫暖在護病間流轉，護理人員的情感，無形中也受到滋養，進而引發了對自身照護品質更深地反省，期許往後能做得更好、更完善。更有執筆的護理人員，謙卑地提到，應把病人或家屬當作老師看待，他們與疾病共生的經驗，是我們最佳的教材。由此看來本書的價值，不僅是收集感人的照護故事，在成書過程，更因此促使執筆的護理人員，透過回憶及反省自身的照護經歷，對病人的理解更加深入，同時也促使個人對人性化照護的實踐更加精進。

本書也是提供護理人員實踐關懷照顧極佳的參考書籍，書中沒有生硬的照護準則與指引，而是將人性化關懷的行為，落實在一則則的人生實境之中，「想聊聊嗎？」、「可以告訴我你的感受嗎？」、「我可以抱抱你嗎？」，如此普通的話語，若是出自專業護理人員對一位陷入絕望的病人或家屬的問候，將會帶出難以預估的撫慰成效。一張加油鼓勵的小卡片，由護理人員之手遞給長期與病魔奮戰的病人或陪伴在旁的家屬，不知能增加他們多少持續努力下去的鬥志，而這些都是先進醫療科技與藥物無法給予的，這正是長時間守護在他們身旁，護理人員的專屬照護利器。此外，書中亦有提及情緒失控的病人及家屬，在護理人員同理的傾聽與接納的態度下，得以由憤怒轉為感謝，進而顯示聆聽的重要。小小的動作，大大地感動，就蘊藏於每個護理人員與病人／家屬互動的瞬間。

目前台灣因護理人力的短缺，致使已經十分忙碌的臨床護理工作，猶如雪上加霜。本書有如一股清新的暖流，讀者若同為護理人員，可望重新燃起照護病人的熱情，滋養人性關懷的情懷與能力；若讀者不是護理人員，亦可透過本書，更認識人際間的同理與關懷，乃是疾病療癒不可或缺的元素，醫療終究有其極限，但發自內心的關懷，卻能撫慰疾苦病痛帶來的絕望與遺憾，讓愛永留人間，這也正是護理的魅力所在。

—推薦序—

善的循環

戴德森醫療財團法人嘉義基督教醫院
林育靖醫師

「不准妳讀護理，那是沒有用的工作！」書儀的外祖父這麼對她說，但她毅然決然地堅持自己的決定。在她仍是個小護生時，外祖父病重，留給她的話卻是：「要學就好好學，不停地學，妳碰的是生命。」讀到這兒，我有好深的感觸。與身邊親愛的人，往往不就是如此表達對彼此的關心嗎？外祖父的「不准」，蘊藏了多少對外孫女的疼惜不捨，不願見她日復一日困在勞心勞力把屎把尿的工作裡；然而又是多麼驕傲，「碰的是生命」這般至高的職業推崇迴盪在書儀心中，外祖父的支持、肯定和期許，未曾因嚥下最後一口氣而終結。

直白地表達可以減少誤會，但人際間交流經常是迂迴的。有時我們糾結在字面意義或外顯行為，阻絕了愛的流動。但愛恆常存在。隨著護理師恩慈的眼與溫柔的筆，走入深闊遼遠的情感天地。閱讀間我時而受他們深情投入感動不已，時而為生命的無常，感慨唏噓。

護理生涯相識的病人中，總有幾個留下特別深刻的印象：精神病友麥克讓郁如領悟到：「傾聽接納」往往比「衛教」更有效；與鄧麗君合照的迷彩少年，令于婷難忘；品璇被妄想症病人視為加害者，無法靠近病患的無力感成為她寶貴經驗；怡慧娓娓道出她心目中的英雄；詣婷見到一位外籍看護被宣判癌症時的堅強；家麗照顧的「模範生」畢業了；急救對於加護病房的佳珊理應司空見慣，但面對一位原本還可以自己表達呼吸不適的奶奶，從插管到急救無效，還是滿心酸楚……每一則都是人間縮影。

Kang、斯瑜、旻樺和佩菁敘說常見的病房夫妻，病重的一方都是長期由太太照顧的先生，可見社會上的性別分工與期待，仍有顯著的男女之別。

當護理師成為家屬，芸菁、姿盈和淑麗在照顧父母的過程中，對家屬心情更能感同身受，從而成為她們繼續護理工作的豐沛養分。家禎因同事先生猝逝，深刻感受到死亡威脅無所不在，愛要及時。昕旻則在自己生病之後，更加堅定投入護理的選擇。

「溫柔生產」的奕珊迎接新生喜悅美好，然而潔儀在產房、燕雪在恢復室，卻遇見失去寶寶的悲傷；美雪則帶我們關懷順產媽媽也可能陷落的憂鬱情緒。未能健康成長的孩子格外令人心疼，怡如筆下因罕病已成植物人狀態的兩兄弟、姿萩口中的豪豪，都有最堅強的媽媽。親子之情如何鬆手？我不捨嘉慧故事裡牽掛兒女的單親媽媽，心疼巧紘描繪的十一歲便要失去母親的男孩。

妙穎和伊純的病患家屬不約而同地告訴她們：「照顧父母是為了讓自己沒有遺憾。」其臻、文婷和沁莯陪伴病家道謝、道歉、道愛、道別的「四道人生」，便是希望臨終關懷無憾。期盼善終，怡穎看見預立醫療是一份愛的禮物；冠伶照顧的老奶奶不再被強安上鼻胃管後，終於露出微笑；佳鈐照顧一位又喘又躁動的阿公，危急時刻病患兒子選擇不插管，她一方面必須在當下要家屬立刻決定，另一方面也明白家屬的痛苦煎熬，這些細膩的心緒流轉，正是護理師的仁心摯情。

高敏用心照顧病人後體會到更該關心家人；汶鈺向病人解釋病況後，一再回想是否還能做得更完善；慧蓁察覺自己有時會因疲憊而致同理心及耐心不足。欽佩她們的自省力外，也思考是否護理職場上工作量經常超出負荷，以致滿腔熱情卻力不從心。然而儘管工作繁重，瑋倩還是停下腳步聆聽家屬心聲；筑棻在病人離世後仍掛念著病人女兒是否心懷愧疚；怡瑩一句：「你還好嗎？」替病人兒子開啟情緒出口。

有時，醫護反因病患家屬的回饋而得到療癒，宜汝、琇秀面對年輕生命的殞落定然難受，透過病家的安慰、感激，圓滿了愛的能量。如雅雯所言：「情緒是會傳染的，而且會形成善的循環！」這本文集，便是希望將護理師的愛傳送到每一個需要關懷的角落。

期盼閱讀著的你，也在善的循環中感受無限寬廣的愛。

推薦序

善的循環

推薦序

敘事醫學從故事到反思——有溫度的護理

戴德森醫療財團法人嘉義基督教醫院
郭雅慧主任

六十幾年前，戴德森醫師立志要以醫療來傳揚上帝的愛，繞了台灣一圈後，落腳在當時醫療貧瘠的嘉義。後續有十六位宣教護士接續來台，協助建立護理制度，種下愛的種子。因此從慶祝六十週年第一次的徵文開始，文章的主題從單純的心情分享「護理之美」、「護助年徵文」到敘事醫學的故事與反思「起初的愛——因為你，所以我」到「因為你，所以有你有我——後來的我們」，嘉基護理師逐漸興起用文字來敘說自己在工作中的感觸與反思。

時序已進入第七年，集結了二本嘉基護理特刊，每一個故事都觸動著讀者最深的感動，獲得很好的迴響。兩年前在嘉基路加堂舉辦「嘉基65敘事醫學專刊」發表會，由作者上台在台上讀出自己的文章，台下啜泣與不停的拭淚畫面一直在我腦海裡。這是護理最美的風景，因為有愛所以感動。發表會後接收到許多正向的回饋，因此觸發了這本書的誕生。本書共分為四個部份，分別是起初的愛講述新手護理的初衷、愛的延續體驗職場中愛的感動、弦外之音觸動作者的省思以及最後一哩路臨終陪伴的感動與省思。

專科二年級時不經意地在學校圖書館看到了「一個護士的碎記」作者是可可，安寧之母趙可式老師，他觸動了當時我對護理浮動的心，並影響了後續的護理生涯。原來護理可以那麼貼近生命、影響別人並且有價值，於是逐漸放下心中的那個不喜歡。當照顧一位十六歲骨髓移植而產生排斥，全身起水泡，躺在床上最後心願是能到外面吹一下風，但卻來不及實現；成為病人最後想見的人，只因可以在換衣服的時候最不痛；家屬說你不要說你了解我，因為你根本沒有經歷我們現在承受的……。護理工作在陪伴每一段生命起落的同時，有太多感受需要消化，藉由故事敘說文字的描繪，讓我們再一次整理思緒的脈絡，更關切每個故事背後的意涵及自己的價值觀。曾經有一本書影響了我，也期盼藉由這本書的出版，護理師們敘說的陪伴生命起落的歷程，能觸動你生命中的某個感受。

這本書的出版要感謝姚維仁前院長對敘事醫學的推動、陳煒院長的支持與育靖醫師敘事醫學進階班學員的帶領。最重要的是嘉基護理師作者群，每個故事都是在工作中最深度的覺察，延續這份省思與觸動，陪伴生命的起落，讓有溫度的護理成為嘉基護理存在的價值。

推薦序

敘事醫學從故事到反思——有溫度的護理

25

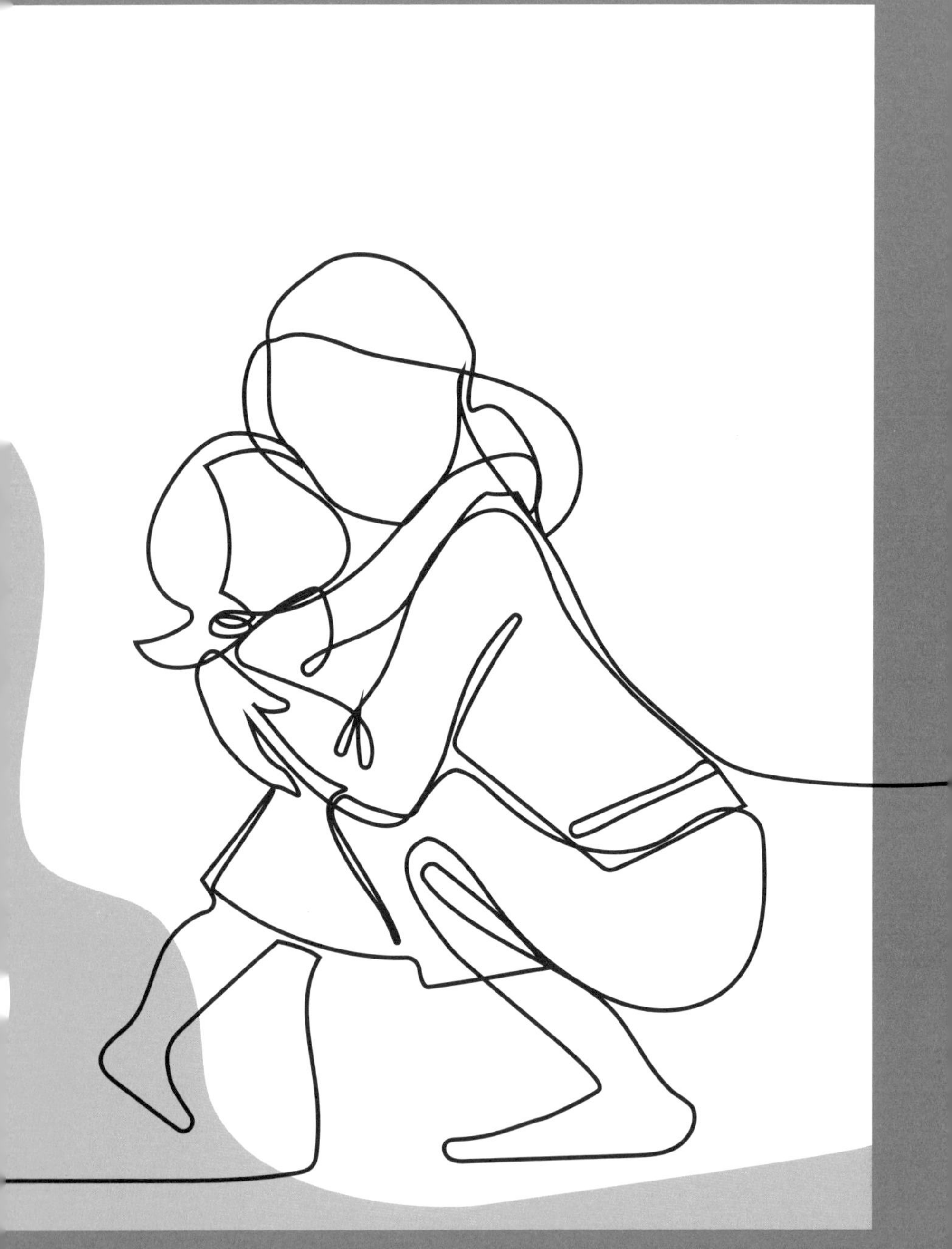

首部曲

起初的愛
—— 護理新手篇

01

在路上

李昕旻

二零一二年秋天，身為護理系學生的我，首次踏入急性醫院實習。明亮甚至過於刺眼的日光燈，映照著平滑打蠟反光的地板，空氣中飄浮著淡淡刺鼻消毒水的氣味，耳朵不時充斥著討論病情的人聲，夾雜著急迫意味的求助鈴聲也不絕於耳，身處眼前陌生的環境，口罩底下的我，呼吸不禁急促起來，額頭也冒出汗珠。

種種未知讓人感到焦頭爛額，就像第一回坐飛機到人生地不熟的國外，茫然無助之際，還要提醒自己不要成為單位的路障。幸好，帶領我們的臨床教師充滿熱忱，耐心地啟發我們對護理照護這門學問的精神，且鼓勵我們不光是被動地接受醫療資訊，而是要主動多去提問——關於處置背後的原因，並尋找出答案。

同時間，看著職場上動作迅速、似乎都有三頭六臂，並且盡情發光發熱學長姐們的身影，我在心中埋下了一顆種子——成為地表最強的護理師，各種病人都會照顧。

秉持著這樣的信念，對於所學專業的幼苗也漸漸破土而出，在服完兵役後，便迫不及待投入臨床，重症加護病房理所當然變成了我的首選。

然而，事情總不按自己想像中的劇本進行。

在加護病房獨立的空間裡，空氣似乎更加沉重。除了已經習慣醫院特有的氛圍，竟然又多了維生醫療機器的警示聲，每種機器的提示音也都很有個性。此時，覺得職場上的學長姐離我更遠、更加進化了，因為他們不只能者多勞，個個更早已練就「聽聲辨位」的本領，在警示音響起的瞬間，便知曉哪位病人的呼吸器管路需要排水了。

不願服輸的我，拚盡了全力，如同賽跑比賽在後頭苦苦追趕的選手，希望能跟上學長姐的腳步。不僅提早到病房彙整病人的資料、熟悉臨床步調、努力搞懂流程與技術、下班後讀書並整理筆記、回想一整天哪裡可以做得更好。不藏私的學長姐也傾囊相授，分享自己還是菜鳥的心路歷程，鼓勵我撐過難熬的新人時期。

但是，盡力想跟上單位學長姐身影的我，卻發現腳步已開始踉蹌，已達跌倒邊緣。越是想做好事情，卻越是容易搞砸。如已在腦海裡演練多次的打針流程，抓不到訣竅，還搞得床單沾得到處都是血漬；或是無法將病人狀況完整交接給下一班，心裡不踏實。種種的挫敗堆疊，反覆形成一圈難以中斷的惡性循環，甚至擔心病人會不會因為自己的無能而受到傷害。

「余謹以至誠……盡力提高護理專業標準，勿為有損之事……。」當年認為儀式化所念的的誓詞在腦海裡響起，心理壓力已逐漸壓垮了當初的雄心壯志，以為要突破天際的幼苗，似乎多了不少殘枝敗葉，甚至後來睡眠也出現問題，在與主管們會談多次後，無力地只能做出離開的決定。

離開的當下，世界彷彿被拉上了一層灰色的簾子，有好長一段時間，望著前方，卻只有灰撲撲的一片。不知道自己是否像接到通告、興沖沖跑去錄影，到了現場才發現走錯攝影棚的藝人，想要按下停止鍵。

在那段休息的期間，問了很多問題，也反思當初加入護理的目的，除了能有一技之長外，無非是珍視能憑己所學幫助他人的初衷，期間也誠實面對心中真實的感受，並做出回應。

調整好心態，重新回到跑道上，不求突飛猛進，只求一步步微小卻踏實的前進，賽道上身旁的景色沒有變，萬能的學長姐依舊可以呼風喚雨，病房內混濁沉悶的氛圍也依然在。然而，靠著學長姊們耐心地引領，改進學習的方式及步調，累積一個個微小確實的勝利，加上不輕言放棄的態度，這些養分讓心裡彼時殘破低頭的幼苗，已緩緩直起腰、抬起頭茁壯起來，終於逐漸步入適當軌道，在忙亂的臨床環境下，邁開穩重的步伐。

可是，就在以為能繼續往前進的時候，生命再次透過令人意想不到的方式提醒了我——於二零一七年的三月，因為不明原因小腦出血，沒有任何病史，也沒有跌倒或外傷，我住進了自己就業的醫院，前後約三個禮拜。

那時我總是開玩笑地說：「照顧中風的病人顧到自己中風了。」但聽到的人不是笑不出來，就是心疼且尷尬地微笑。

生病期間才真正體會到，原來在病床上躺久起身時，真的會步態不穩，也才明白「跌倒高危險群」以及漸進式活動預防跌倒的重要性。

感謝上帝的憐憫以及家人同事的協助，在三個月後，再次返回工作崗位，直到如今。

回想這段路程，雖然沒有如原本期待成為最強的護理師，以為能逆勢成長為參天巨木，但那些以為會讓成長中止的害蟲，卻成為茁壯過程中不可或缺的肥料。沒能頂天立地，卻也獨樹一幟。

有後悔選擇了護理這條路嗎？從來沒有。

護理讓我提前面對人生的生、老、病、死，透過每位接觸的病人及背後的家庭，思考生命的課題。

護理使我更了解照顧人是一門學不完的專業，並提升批判性思考的能力，而不只是為了表面上的常規流程。

護理也教會我最重要的是——生命本是不可承受之輕，對於照顧者和病人皆是。

02

感動，就在一瞬

高敏

有人說，世上不是缺少美，而是缺少發現美的眼睛。我想說的是——世上並不缺感動，是缺少被感動的心。慶幸的是，我的生活及工作中一直被感動填得滿滿的。從小就覺得努力工作的護理師，是聖潔且美麗的，二技畢業那年，我一圓成為護理師的夢。從穿上象徵天使般潔白的護師服，第一次踏進病房開始，每當看見病人受病痛折磨，在不適狀態得到緩解時而說出感謝的一字一句，都讓我明白了這份護理工作的價值和這身制服背後所代表的無私奉獻。

在我們病房有一位因婦科癌症住了快二十天的八十四歲阿嬤，第一次看到她時，覺得她慈眉善目，坐在輪椅上蓋著毯子，卻難以掩蓋毯子下的膨脹隆起的腹部，好像足月懷胎的孕婦。但阿嬤是因肝硬化或卵巢癌而住院，讓人難以想像她肚子裡的腹水有多少。或許阿嬤並不知道自己的病情，她的臉上從沒有患病的愁容，眼神一直是溫和而從容。我深刻的記得阿嬤入院時的體重，是六十七公斤。

再次見到阿嬤時，已是手術後，從 SI 轉回我們病房，身形明顯感覺消瘦了不少，腹部也消下去了，體重下降到五十七至五十八公斤。但我們都知道這是短暫的消下去，腹部的腹水會重新出現，而且會越發明顯，補充了不知多少的白蛋白與輸血，檢驗數值卻不樂觀。後續婦科方面疾病已逐漸改善，接下來就是肝膽腸胃科方面，阿嬤出院後最後一次體重是六十三公斤。確實，無論如何，有些疾病的進程，我們永遠都無法按下暫停鍵，生命的花會盛開，也總會凋謝，對於晚期的病患，我們還能做的是，讓花期久一點，再更久一點。

與女兒們交談中，得知阿嬤在家是不會主動告訴家人們自己的不適，反而怕她們擔心，或許是她不知該如何表達，但從阿嬤腹部膨大的狀態來看，就知道她一定已經忍耐許久。在阿嬤出院後，過了一陣子，家屬特地返回護理站與我們說謝謝，阿嬤這次住院是兩位女兒陪伴，女兒們也是和藹的人，照顧阿嬤也很細心，對於我們護理人員照護也很信任，看著阿嬤的女兒們，日日夜夜陪伴阿嬤，不辭辛勞毫無怨言地照顧阿嬤，深深被她們的孝心感動，從中省思我自己對家中長輩是否有同等關心，該好好把握與家人相處機會。經過這次的經歷，或許對經歷豐富的學姊們早已習以為常，但卻讓我這個新人感到印象深刻且感動。在職場中我們看似微不足道的關心，但對醫護、病人及家屬們，雙方卻都是十分有意義的。

作為剛進臨床的小小菜鳥，我在護理臨床難免會有不如預期的挫折及沮喪的時刻。然而在面臨挫折時，我從臨床照護病人中找到護理價值，也從病人及家屬、學姊們的肯定中，感受到自己的使命。作為一名平凡的護理師，我不求感謝，不求回報，更不求鮮花和掌聲，我只希望在我們付出愛心和寬容的同時，能收獲一份尊重、理解和支持。其實，感動一直都很簡單，只要願意打開自己的心門，用善意的眼看待這個世界，雖然不能保證時刻被感動，但一定會發現——感動離你並不遙遠。

03 他是我朋友

黃郁如

在精神科工作二十多年，有時候我會覺得精神科急性病房像迴轉壽司店，精神病友常因缺乏病識感或自覺好了，就自行停止服藥，導致精神症狀復發而入院治療，經過規律服藥，症狀得到控制後出院，但一段時間後，又因為未服藥而復發，然後又再度入院治療，好像迴轉壽司軌道，繞了一圈後，又回到我眼前。老爹娘的哭訴、兄弟姊妹的無奈，還有許多無法實現的大好前程的嘆息……。於是，服藥成為我認知中對精神病人最重要的一環……。

多年前一個例行的早晨，護理交班時間，大夜班護理師快速的交代老病人麥克的入院原因「這次又是沒吃藥」，我嘴中嘀咕著上次出院時，他還拍胸脯跟我保證一定吃藥，不會再見面。交完班，我便立刻前去關心麥克，我在走廊盡頭看到自言自語的麥克，我在他身邊坐了下來，麥克看見我，展開他靦腆的微笑，看著我說：「護理長我又來了！」我開口關心麥克：「這次是怎麼了？」麥克摸著頭說：「我沒有怎麼樣，我只是沒吃藥，家人就把我送來了。」當我聽完他的述說，我反射性的開始帶入服藥對幻聽改善的重要性衛教，當我滔滔不絕的說著衛教內容時，麥克小小聲地對我說：「他是我最好的朋友，我不想他離開，他跟我說，如果不想他離開就不要吃藥，我就沒吃了，我真的不想他離開，平常都只有我自己一個人，他可以陪我，和我聊天，也會關心我，阿長沒關係啦，我想要維持這樣就好，你幫我跟醫師說不要讓他不見啦！」

聽著他的話，讓我的心小小地揪了一下，因為我的理性告訴我——藥物是精神疾病得到控制最重要的一環，而我也主觀地認為——幻聽之於病人是希望完全消失的。第一次聽到病人對我說不希望幻聽改善，並將幻聽視為最重要的朋友甚至家人。與他展開一段深入的對話，發現麥克曾經嘗試外出工作，但因為被發現有精神病就被拒絕，一直找不到工作，只能待在家。在家裡只要他說話大聲點或情緒有些起伏，就會被家人認為情緒不穩定，所以他也就不再說話。原來熟悉的朋友也因為他的病漸漸遠離。我想起麥克在高中時期曾是學校的風雲人物，課業拔尖，但因父母過高的期待，導致壓力太大而發病。在那個對精神疾病缺乏理解的年代，父母無法接受生病的孩子，因而錯過了治療的黃金時期。反覆的暴力、自傷與父母的衝突不斷上演，開始接受治療後，也因為不規則服藥，反覆的發作，數次被警消送進醫院，最後，生活重心只剩下家裡和醫院。

我在想，漫長的歲月中，精神疾病的污名化讓他不被家人理解，無人訴說的心情，他的心該有多孤單，才會想與虛幻的對象往來，捨不得他消失。那個當下，我沒有繼續再與他討論服藥，而是單純聽著他的故事，後來經過幾次交談後，他的想法有了改變，他開始主動規律服藥，之後也順利出院返家。

這些年來，我沒有再見過麥克，但我始終感謝麥克讓我看見自己在陪伴過程中的反射性，也讓我看見生病的歷程太久，污名化、孤單的感覺是每個慢性精神疾病病人真實存在的感受。期許自己能成為一個溫暖的陪伴者，傾聽、支持、灌注希望，也期盼每個病友在生活中都能找到一位真實的朋友，陪伴他們度過艱難的時刻。

04

與鄧麗君合照的迷彩少年

洪于婷

下午護理站的地板正在打蠟，空氣中摻雜著打蠟的味道及吵雜聲音，我巡視著病房，路過九號房，發現上禮拜我照顧的病人正一個人翻著櫃子及行李袋找東西，擔心著他的安全，我開口：「大哥，你在找什麼嗎？你現在身體還很虛弱，千萬不要一個人下床，你要找什麼？我幫忙你找。」

手術讓大哥不能說話，看到大哥激動地比手畫腳，但我卻一頭霧水，瞬間那個黑人問號都出現了，他提筆在紙上寫著「找照片」，我心中納悶是什麼樣的照片，會讓他這麼迫不及待地想要找出來？我開始與他一連串的翻箱倒櫃。

過十分鐘後，我跟大哥仍找不到照片，只好等阿姨回來才知道照片收到哪兒。我擔心他下床的安全，就推著護理車到病房，開啟我的鍵盤旅途，但我的餘光瞄到大哥，他頭低低的、表情充滿著無奈，有一種說不出來的複雜情緒，我鼓起勇氣詢問：「大哥，你看起來心情不好，是在擔心什麼嗎？你可以慢慢地寫在紙上，我聽你說。」大哥又拿起筆一句、一句寫著「我很想趕快恢復健康出院」、「我什麼時候可以手術」、「我真是無米兼閏月，厝漏遇到半夜雨」，從他紙上的話，可以感受到他對治療充滿著期待但又無奈的心情，畢竟他原本是準備要手術切除癌細胞才入院的，卻在準備手術前，確診新冠，幾經波折後，大哥現在已經不適合手術了，看著大哥這些充滿期待的字句，我心裡想著……醫師說過：已經不能手術治療了……。

沒多久，阿姨回來了，拿出大哥在找的照片，原來是一張他年輕當兵時與鄧麗君的合照，我不否認照片上的他意氣風發，只有一個字「帥」，大哥開始滑著手機，找出當時他開著車子載著鄧麗君唱歌的影片給我看，我毫不吝嗇地稱讚他的帥氣，看著他與阿姨開心地一直笑，但我猜想在大哥心中應該是有許下——想恢復像以前一樣健康身體的願望！那時的他意氣風發、帥氣翩然，只是這個願望被藏在他心裡的小角落，已經不能實現了……。

後來，大哥慢慢地接受他的病，即使手術也沒什麼效果了，所以選擇安寧，還記得大哥在那天的下午，寫了一個非常有藝術感的簽名及一句話送我——「今日受您點滴，他日湧泉以報。」

最後，我想與那位與鄧麗君合照的迷彩少年說：「你現在過得好嗎？我很好，依然還等你那句話的後續，不管你是正與阿姨快樂的聊天，或是正帥氣地與鄧麗君快樂合照，謝謝你與我分享你那輝煌人生中這麼帥氣的部分。」

05 道謝、道愛、道別、道歉

李其臻

剛從專科畢業，因阿嬤記憶力逐漸變差、生活需別人協助，為照顧她，我選擇可準時上、下班，且可上夜班的機構。初入長照機構，我對許多常規不甚熟悉，還好，單位的護理長、學姊都很有耐心的教導我長照2.0的許多細節及照顧技巧，我感到可以任職許久。

機構常見臥床、三管、肢體乏力、意識不清的住民，每天常規護理做完後，我會連同照服員協助住民到戶外去做簡單的復健，在記憶中，有位八十六歲腦中風、下肢乏力，長年坐輪椅的阿嬤，經過復健後，開始可持助行器行走；也曾訓練長期使用鼻胃管的住民，由口進食，經三個月的努力，成功移除鼻胃管，再次嘗到食物的美味，家屬泛淚鞠躬向我們道謝。

原認為機構是平淡無奇、每天反覆操作常規，但因大家的努力讓我改觀，促使我想到臨床闖闖，想接觸急性期的病人，去接受更多挑戰、吸取更多的知識。

初入病房，除老人醫學科跟我過去的求職經驗有些相關外，其他科別的疾病照顧，對我來說很陌生，臨床導師非常認真且負責地教我許多東西，她曾說：「雖然妳有機構經驗，但病房屬急性期，所以我們要當一張白紙，妳有任何問題，哪怕是已經下班了，都儘管問我。」當時我聽了非常的感動，覺得「學姊都已經這麼有心願意教我了，我必須付出最大的努力好好地學」。

兩個月後，在我與護理長會談過後，正式上線了。依稀記得，剛上線時照顧一位癌症末期多處轉移的病人，常規化療幾次就因疼痛問題做症狀治療，主治醫師告知：「你這狀況，化療藥物打了只能延長生存，幫你多爭取一些時間，腫瘤已經控制不住，建議安寧介入共同照顧。」那天之後，他總是鬱鬱寡歡，除了必要回答外，不再多說其他話。某天做治療時，我試著開口問他：「你還好嗎？要不要找心理師陪你聊聊？或是我聽你說說？」或許因為照顧過幾次，或我總是笑著去幫他做治療，或者他壓抑不住自己的情緒，他邊掉淚邊問我：「是不是我當初就不要開刀、不要做造口，甚至不要化療會比較好？這樣我不需要每天忙著整理造口、三週來化療一次，反正到最後都會死，至少我死得有尊嚴。」當下覺得他此時可能只是需要別人傾聽與陪伴，所以我沒有多回答什麼。「你覺得我還能活多久？」他看著我說。我思考了幾秒，我問他：「你還想做什麼事？他回答我：「我這一生好像都在忙著工作，都沒有好好地為自己活過。」

我猶豫很久，決定告訴他我的故事：「我的童年是姑姑陪伴我長大的，在我實習時，她因癌症離開我，最後一次見她是在安寧病房，我甚至對她發脾氣，這是我最後悔的，我沒有親口告訴她我有多愛她、多謝謝她。」你可以試著增加跟家人相處的時間，一起吃美食、旅行、拍照，至少這些以後可以留給家人懷念你。

後來，因為疼痛情形穩定並逐漸緩解，他順利出院了。之後，他陸續進行幾次化療，與以往不同的是，這幾次的化療有兒子陪同在他身邊，他臉上也多了幾分笑容。後來，他因疼痛再次入院，這次的情況很不一樣，由於疼痛、疲倦，營養狀態不很理想，需要很多的針劑及藥物。他對我說：「我這次應該差不多了吧？」接著又聽他分享：「我有聽你的話，跟兒子去台南吃了牛肉湯，到彰化吃肉圓，還和全家一起聚餐，拍全家福。」最後他說：「我想謝謝妳，在我陷入情緒漩渦時拉了我一把，讓我能好好地與家人團聚。」幾天後，病人去當小天使，我帶著案子一起進行遺體護理，「他走得很安詳、很舒服，謝謝妳。」這是他兒子對我說的。當下我真的差點哭到無法自拔。

道謝、道歉、道愛、道別，是安寧很重視的四大理論，在每個疾病末期的病人跟家屬都會遇到——因為這件事情我來不及做，對我來說是畢生且無法彌補的遺憾，四道人生如果有機會說出來，對方一定可以感受到。

首部曲

起初的愛——護理新手篇

06

最美的信念——遇見溫柔生產

陳奕珊

世上最美好的事就是迎接新生命的到來，從知道自己懷孕那刻開始，我知道自己要變得不一樣了，要開始面對生理及心理的變化，懷孕初期的噁心、嘔吐等不適感，到中期的腰痠、雙腳水腫、手麻等症狀，很快地就要開始思考：「我要如何準備生產？」我的工作環境是在產房，陪伴孕婦經歷陣痛不適到寶寶出生，雖然迎接新生命的到來是件喜悅的事，但在待產的過程中，床上綁著監測胎兒心跳的機器、打點滴、剃陰毛、灌腸、使用催生藥物、使用藥物緩解陣痛（減痛分娩）、剪會陰、子宮頸口全開，只能躺在床上用力、制式化地在產檯上生產，這真的是我想要的生產方式嗎？

就在這時，醫院的助產師們開辦了「溫柔生產講座學堂課程」，主要針對準爸媽們提供有關溫柔生產的準備。於是我報名參與了課程，課程中有孕媽咪分享生產經驗，還有助產師分享協助在家進行溫柔生產的經驗。這才讓我發現原來生產也可以很不一樣，可以自由活動、可以不用打點滴、不需剃毛或灌腸、可以不用剪會陰，更不必一直躺在床上用力，還可以運用非藥物的方式來緩解陣痛，比如生產球、按摩、呼吸技巧等。

課程結束後，我開始有了生產準備的藍圖，也做了事前的準備功課，與家人討論是否可以在家溫柔生產，家人當下的反應是：「這個時代怎麼還有人在家生產！在家生太危險了！去醫院生比較安全！」雖然我心裡有做好被家人反對的準備，但仍難免感到失落。隨後，我跟我的助產師說了目前的情況，助產師跟我說：「溫柔生產不一定只能在家，在醫院也可以溫柔生產喔！」

就因為這句話，開啟了我在醫院溫柔生產的規劃，跟產檢的醫師、助產師溝通生產計劃書的內容，自己也做了事前的準備功課，像每天走路一萬步、坐生產球活動、弓箭步（伸展大腿內側及會陰部的肌肉群）、練習呼吸（鼻子吸氣嘴巴吐氣）、先生協助會陰按摩（預防會陰撕裂傷）、T式按摩（緩解腰部酸痛）、背部放鬆按摩……等，滿心期待迎接我的寶寶——小元寶。

就在這天早上八點開始落紅、不規律的陣痛，我很快地跟我的助產師說明目前我的狀態，並繼續等待規律的陣痛，這段期間我就在家附近散散步、做做家事……等。到了晚上十點半開始規律的陣痛，慢慢地往薦骨處痠痛，這時我的神隊友老公運用課程所學的方式，幫我按摩緩解疼痛不適感（背部放鬆按摩）、協助我坐生產球、自己調整了呼吸的方式，這中間我持續跟助產師保持聯繫，一直持續到凌晨三、四點，來到醫院內診檢查六公分，辦理住院手續。

隨著越接近子宮頸口全開十公分，一陣又一陣波濤洶湧的大浪，一直狂襲而來，海浪的出口處，小元寶不停的往出口處奔跑，媽媽我不停地吶喊著，要到出口了沒！要到出口了沒！這出口怎麼還沒到！快被大浪淹沒了！這時突然有著溫柔而堅定的聲音出現，把我從大浪中救了出來！「妳做得很棒喔！調整妳的呼吸，小元寶很快就會出來跟妳見面囉。加油！」、「好，來！妳睜開眼睛看著我，鼻子吸——嘴巴吐，就這樣，很好喔，記住，只要深呼吸就好！」助產師調整我呼吸的同時，也幫我做了T式按摩、背部放鬆，而我的神隊友握住我的雙手，一同努力迎接每次波濤洶湧的大浪，助產師也不斷地變換我的姿勢加速產程。

終於，小元寶找到了出口啦！這時助產師說：「不是閉氣用力喔！是開始有陣痛時，肚子往肛門口的方向向下推，我們慢慢來，讓小元寶慢慢往前進，這樣會陰才不會裂傷。」這樣慢慢地，我把小元寶用吹氣的方式吹了出來。哇！哇！響亮的哭聲，當下我的眼淚狂奔而出，是幸福的眼淚！這瞬間什麼波濤洶湧的大浪，我都不怕了！很快地助產師將小元寶抱來我身上做第一次的肌膚接觸！「Hi！小元寶，我是你的媽媽，我終於看到你了，你要乖乖平安的長大，我跟爸爸都愛你！」

至今，我的孩子四歲多了，現在回想起來，我的生產過程是美好的：不催生、不剪會陰、不打點滴，使用非藥物的減痛方法、待產期間自由變換姿勢，我用我的方式迎接了新生命，這就是我的「醫院溫柔生產經驗」

——最美的信念——遇見溫柔生產。

首部曲

起初的愛——護理新手篇

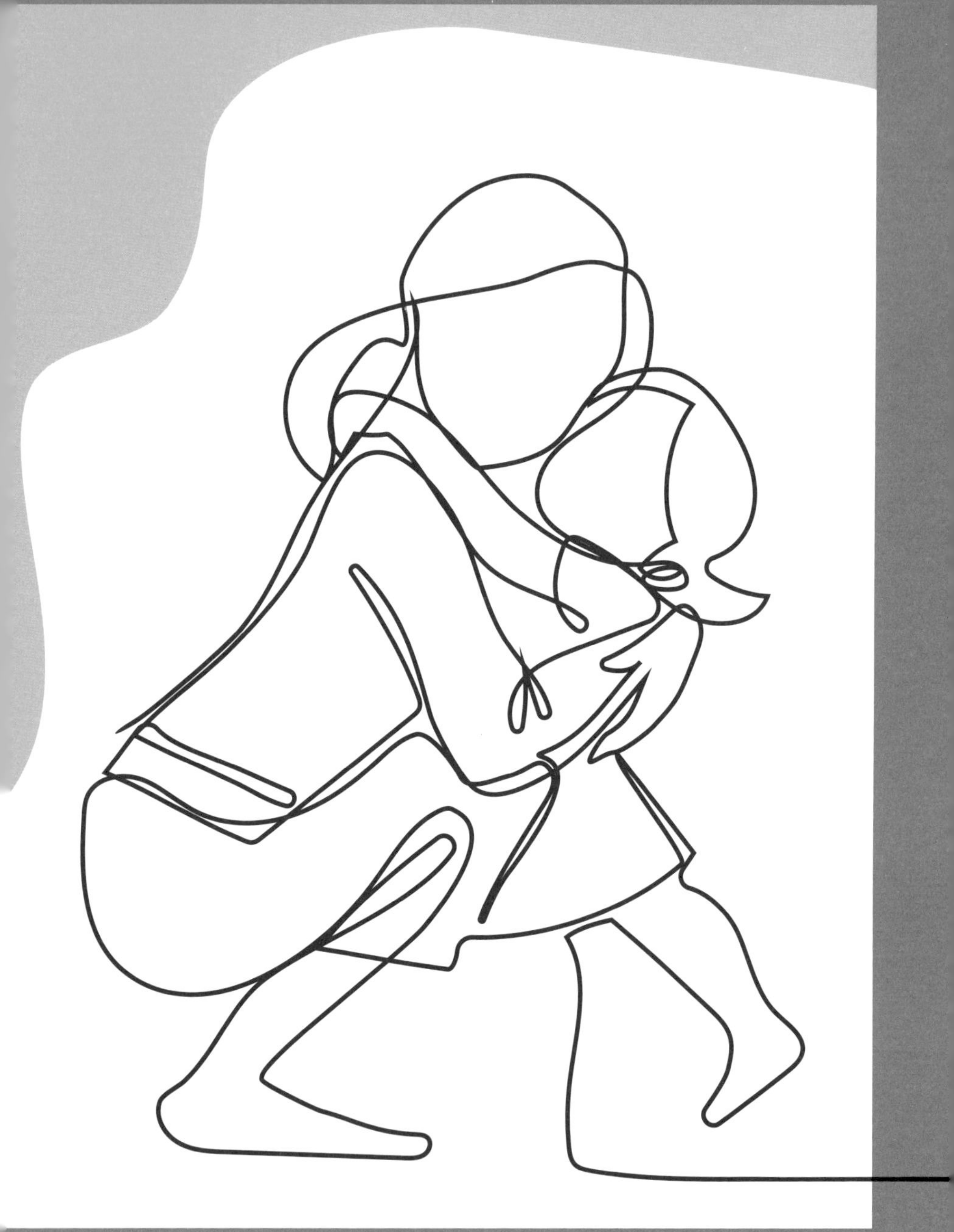

二部曲

愛的延續
——職場體驗愛的感動

01 阿嬤的家

吳伊純

阿月阿嬤是個七十多歲的肺纖維化患者，長期的慢性肺病，終致進了加護病房，因為年紀大，孩子們不捨媽媽受太多的苦，所以會診了安寧團隊，並在共照護理師的協助下，轉進安寧病房，調整呼吸喘的不適。經過了幾天的調養，還沒來得及居家會談的某天，阿嬤便很開心地回到只有阿公在，且讓她一直掛心沒人照顧果樹的梅山家中。

一週後，來到了有點偏僻但幽靜的阿月家，前來應門的是個身材瘦小，滿臉笑容，步態相當穩健的可愛阿嬤，「我就是阿月本人啦，先講好，那

ㄟ塞，我是甭要和你回去醫院，你來就好。」答應了阿嬤一定會來家裡看她，她不用去醫院。此後每次訪視時，她總是開心地分享著家門前的果樹和山上已收成的水果，甚至就連隔壁的小貓也很愛跟著她走。偶爾也抱怨家中只有兩老，阿公不會陪她聊天，動作又慢，常常惹她生氣，很多事都得要自己來，如洗衣、煮飯、打掃。而子女們不定時的回來探視是阿嬤的小小期待，「昨天兒子抱著我撒嬌，跟我說了好多話。」有天她突然藏不住笑的在我耳邊說。也不知道是從什麼時候開始，陪阿嬤吃飯話家常，也變成了我的居家訪視行程之一，這不僅讓阿嬤開心，我自己也因為知道有人等著一起吃飯而感到溫暖。雖然一開始我覺得很不好意思，但這樣的相互陪伴，或許也肯定了她也能替我做些什麼。雖然阿嬤看起來活動自如，可以處理家務和照顧阿公，但其實不難察覺到每次活動後，她愈趨嚴重的呼吸喘，也因此在家裡跌倒了幾次，可是她總說：「我雖矮，可是志氣很高，誰都不能欺負我，我也會很努力呼吸，繼續照顧家裡，沒有我這個家怎麼辦？」在和孩子們討論後，孩子們決定順應著媽媽想要的生活方式，並增加回家陪伴及照顧的時間。過了一年，阿嬤因為跌倒造成左大腿骨折，痛得不敢動，但她還是固執地不到醫院就診。大家好說歹說，最後也只能妥協，以藥物止痛並在家由女兒繼續照顧，阿嬤也開始了臥床的生活。兩、三個月過去，阿嬤開始認知到無法再行走，沮喪地問自己的病況，好幾次問：「真的不會好了？我還有多久時間？」也漸漸地願意表達出自己擔心的事情。當然，最後仍然堅持一定要在家裡。負責照顧的二女兒，有小兒麻痺，走路輕微不便，「對不起，沒把你生好，謝謝你這麼辛苦照顧我。」二女兒抱著阿嬤不停地掉淚。

因為一次的突發狀況，阿嬤還是來到醫院，這次很快地便出院回家，但阿月阿嬤沒有往常開心，僅是吵著她女兒要我去病房看她，我牽著她的手告訴她：「我一定會再去家裡看她，她不用再來醫院，她點點頭。」原來，這是我們最後一次的見面。

回家兩天後，阿嬤如願地在家走了，很平安。我和志工再去了一趟梅山，因為有答應阿嬤會再去家裡看她。小女兒說阿嬤出院那天曾說：「沒機會再看到阿純了。」謝謝阿嬤把我當成像家人一樣，讓我在照顧病人的同時，也感受到自己被擔心、被照顧，讓我溫暖地再繼續前進下一站。

02

堅貞的愛情——老婆，我真的很愛妳

Kang

達哥怎麼又入院了，記得幾天前才做完化療出院，這次怎麼這麼快又進來了……。每次住院打化療，不變的是兩側腎管、兩處腸造口以及久未癒合的傷口上還放著一條須定期沖洗的管路。每次住院，護理師不單是注射化療藥物，身上管路總會習慣性地幫他整理消毒一番，希望達哥可以舒適些。

這次見到達哥，狀況似乎不太好，呼吸微喘、四肢水腫，躺在床上，身體會不斷地扭動，似乎怎麼躺就是不舒服，有時甚至會有些混亂，主治醫師也向太太表示目前狀況，即使開刀，風險也很大。做治療時，達哥問我：「我什麼時候要開刀？醫生不是要幫我開刀嗎？要去了嗎？」或許在達哥潛意識下，開刀是唯一可以延續生命的機會……。因為，他真的很愛他的太太。

這段期間，達哥有時顯得躁動不安，身上眾多管路夾雜，床上也顯得凌亂，太太也許害怕先生疼痛，而不太敢隨意翻動，只能默默地坐在病床旁，緊握著先生的手。此刻，我打破了那層安靜的空氣，我跟達哥說：「達哥，我來幫你把造口清一清，等一下順便要換床單喔。」達哥點頭示意，太太立刻起身拿起沖洗壺裝水交給我，小跑步到護理站拿乾淨的衣服及床單，太太輕柔地擦拭身體，過程不斷詢問會不會太燙或會不會冷，我們一起將達哥及病床整理了一番，協助他躺一個最舒服的姿勢。太太帶點情緒跟我說了聲：「謝謝！」並告訴我說：「與達哥感情很好的媽媽，在這個時候過世了……。」她遲遲不敢告訴先生，媽媽已走的消息，深怕影響到先生的心情及病情，但又害怕如果不告訴先生是不是很不應該，因為先生病況不穩定及婆婆的逝世，太太每天家裡、醫院兩邊跑，在雙重的壓力下，太太在我們面前落淚了。我們傾聽她心裡的壓力、拍拍她的肩、抱抱她，她說：「真的不想讓他再次遭受開刀後的痛苦，但又希望他可以再多陪我一些些時間。」在某一天，達哥對太太說：「妳是不是有事瞞著我，昨天晚上我看到媽坐著蓮花來跟我說再見，媽是不是走了？」太太微微地點頭，並說：「是。」在達哥知道母親過世後，太太的心裡似乎放下一半的石頭，這期間達哥血壓持續下降且不穩，但他知道太太很辛苦，所以撐了下來，太太打理好婆婆的事情，也多了一點時間陪伴達哥。

在與家人討論後，太太選擇安寧緩和治療，她說：「我想讓先生舒服些就好。」每當達哥表情皺眉或覺得痛，我們直接給予止痛針，相信達哥舒服些，太太心裡也會跟著舒服些。在達哥面前，太太說話總是輕聲細語，我們看得出她的堅強，在達哥面前她不輕易落淚，因為她知道先生很愛她，一定也捨不得她難過，她也告訴了先生：「可不可以不要在晚上離開我，因為晚上我自己會怕。」先生允諾了太太，在清晨 07：06 安然離開。

數天後，太太回到了病房，感謝醫療團隊這幾年來的照顧，在這抗癌六年中，經歷數十次手術及近五十次的化療，或許身體早已疲倦不堪，但在我腦海裡，達哥說話不疾又不徐，臉上總是帶著笑意，病房走道外，時常可見夫妻手牽手一起走路的身影，也常聽到達哥親吻太太的手說：「老婆，我真的很愛妳。」而太太也會笑笑地回：「我也愛你！」

03 把愛傳出去

沈巧紘

「姐姐，這個我來幫你做環境介紹！」、「還有什麼是我可以幫忙的？」小小的身影穿梭在血腫科病房，更是讓人在意。那陣子四處在其他單位支援，對於剛接觸的常規一切都很不熟悉，接化療藥、置入人工血管等，雖然在原先單位已有一兩次經驗，但對於血腫科病房來說，卻是再平凡不過的日常。能夠運用熟練技巧跟病人及家屬詳細介紹單位環境，也能很歡樂地跟學長姐們對話的弟弟，著實吸引了我的目光，後來詢問過學姊才知道，這位弟弟的媽媽是血腫科的老病人，因為罹患乳癌的關係，每二至三周就會來病房報到，久而久之，弟弟已經習慣待在醫院的日子。在病房寫作業，一下課就來醫院陪伴媽媽，偶爾還會聽見學姊們詢問弟弟功課寫完了沒，今天在學校過得怎樣，對於他們來說，照顧好這位弟弟也算是照顧病人媽媽的一部份。弟弟的父親，是每天早出晚歸，辛勤的工作，為的就是能負擔醫療費用，支撐起整個家，所以大多時候我都沒有遇到父親，頂多送個便當、水果就匆匆去上班了。也因為這樣，當病人因為疾病惡化，離開時，陪在她身邊的僅是年僅十一歲的兒子。隔天，單位低氣壓壟罩，在他們整理好東西，要辦出院時，我遞出了我事先寫好的卡片跟一個玩具公仔，希望能透過這個給家屬一點力量及溫暖，收到卡片的弟弟，點了點頭跟我說：「謝謝！」從媽媽離開，到他們走出病房，我沒有看到弟弟落下一滴眼淚，從他的身上，我看到了無比的勇氣，也期望他能好好勇敢地面對生活，繼續面對日後的挑戰。

前陣子照顧一位三十一歲診斷胰臟癌的年輕女性，因為多處轉移，醫師建議要開刀治療，在討論手術日期時，病人哽咽地說著：「可以不要五月一日嗎？因為是我的生日。」一旁的母親看向自己的女兒，也不禁紅了眼眶。那一幕，格外揪心，得知此事的我與同事，在她生日的前一晚，準備了小卡片及小點心，為了不打擾到她休息，於是趁她在病房走動時，將這份心意送出去，她在接下卡片的當下，靦腆地說著：「謝謝你們，你們也太貼心了吧！」然而，在我們轉身之後，也自己默默擦拭眼淚，希望透過這份禮物，可以傳達一點力量及溫暖給她，幫助她面對日後的挑戰。

在臨床這幾年的日子，往往會遇到不同的事情，心境也會追隨之轉變，然而讓我最難以消化的情緒仍然是離別，我喜歡看見病人的笑容，更喜歡每天做治療時隨口的一句問候，曾經有病人告訴我：「聽見你的聲音，看到你笑，都覺得病都好一半了。」也因為這樣，讓我知道，雖然只是平凡的噓寒問暖，但對於對病情感到無助的病人及家屬們，卻是療癒他們的話語。雖然護理這門工作也有很多辛酸史，會遇到很多令人憤怒的事情，但當我們與醫療團隊合作，一起陪伴病人並肩作戰，幫助病人對抗病魔，到看著病人康復出院的笑容，我覺得一切也都值得了。

04 就是愛

方斯瑜

那是我剛獨立沒多久遇到的病人。

記得那天是禮拜天下午，「New patient 上來了喔。」那是一對夫妻，病人由傳送推著輪椅入6B病房，病人的太太看到學姊們親切地打招呼說：「我們又來了。」我心想：「應該是老病人了。」推著 monitor 幫病人量血壓、身體評估後，走出病房，看到值班醫師在護理站前與病人太太解釋病情。

我坐在護理站整理病人醫囑與資料，那是一位肝癌末期的病人，因為腹水和會喘的原因，陸陸續續進出醫院好多次了，抬頭往醫師與家屬的方向看去，太太的臉變得沉重、擔憂，隱約聽到醫師說：「病人狀況越來越差了，可能要有心理準備。」當時病人太太旁邊有一位學姊陪伴著。

整理好醫囑，看完檢驗報告，再一次抬頭，病人太太流著眼淚和學姊抒發心中的擔憂與不捨：「我先生真的是一位很好的人，我們本來已經約好下個月要出去走走，結果這次又住院了，我真的不能沒有我先生，我跟他說過：『如果有一天，你真的走了，要記得等我，我會馬上去找你。』我真的不能沒有我先生，我先生也不能沒有我。」看見學姊一邊陪伴、一邊安慰太太不要這樣想，這樣病人也會很難過。我起身拿了衛生紙遞給太太，眼前的畫面與對話讓面前的我心裡揪了好多下。太太回到病房後，我準備到病人單位接點滴時，「我進來喔！」拉開圍簾後，太太握著病人的手，面對面，微笑看著彼此，這一幕看了好幸福卻也好揪心。

照顧病人這幾天，每天都會看到太太握著先生的手聊天，在病床旁做完治療，太太都會溫柔地微笑和我說謝謝、辛苦了，然後分享她覺得：「先生今天精神有比較好，我都會推他出去走走、聊聊天。出院後，我們還想要去哪裡走走……。」每次談話、聊天中都讓我感受到太太對先生堅定的愛。

我照顧這位病人沒有很長的時間，放假後再回到崗位，病人已經出院了，但那天太太在護理站前的眼淚與分享，真的讓我印象深刻。病房裡本就是會遇到不同的疾病、不同的家庭、不同的故事，但因為疾病可能造成生離死別的痛苦，太太卻能在最愛的人面前，忍住傷心與淚水，微笑著陪伴彼此、支持彼此、分享彼此，原來這就是愛啊！我心裡這樣想著。

隨著在單位時間變長，接觸的病人越來越多，看見的疾病、人與家庭也越來越多，有些人獨自住院、有些家屬陪伴好好相處抑或吵鬧鬥嘴、有些看護比家人更了解病人……。每位病人都有不一樣的生命故事，然而在他們住院這段期間，我們盡可能地運用自己的護理專業照護，減輕他們住院中可能會有的不適與擔憂，護理人員可能成為病人生命中的那道希望與光。

05 還有多少時間？

王嘉慧

上個月認識了乳癌末期的繁繁姊，回想初次見面的情境，繁繁姊圓圓的臉、憨憨的表情、真誠的回話，讓我留下深刻的印象，寒暄幾句評估疼痛症狀後，正準備要離開時，繁繁姊努力用左手抬起右側的胖胖手（淋巴水腫），禮貌性地示意再見，我心裡覺得這位病人真有禮貌。

兩天後病房訪視，繁繁姊虛弱地坐在床緣，側靠病床，說話時除了虛弱氣音外，感覺呼吸淺快，右手淋巴水腫的厲害，沉重到無法抬手，繁繁姊喘喘地和我分享家常：「和先生育有三名子女，為了讓小孩平安健康長大，辛勤的工作，節儉過日子，對未來充滿希望。兒子（以下簡稱弟弟）七歲時，先生騎機車載弟弟外出，發生重大車禍，弟弟頭部重創，智力受損、全身癱瘓、生活無法自理，兩夫婦邊工作邊照顧弟弟，雖然弟弟重度殘障，也養到十八歲了。去年先生因心臟病猝死，她身上的擔子更加沉重，現在住院，拜託大女兒（以下簡稱姊姊）把早餐店工作停下來，照顧弟弟，小女兒（以下簡稱妹妹）下班後從雲林騎機車來醫院陪伴照顧，隔天早上再騎機車到雲林上班。我要趕快好起來，回家照顧弟弟。」談話進行了一會兒，姊姊視訊來電，繁繁姊慈愛地看著姐姐，詢問家裡大小事項，姊姊懂事地把鏡頭對向弟弟，讓繁繁姊看看弟弟，以解思念之苦，病房裡充滿濃濃母愛及對孩子的思念。

繁繁姊的病情一直沒有起色，神情落寞的問醫師：「還有多少時間？」醫師回應：「醫師不是上帝，無法預測每個人的時間。」反問繁繁姊為何深切想知道還剩多少時間？繁繁姊說：「時間對我來說很重要，很多事情需要先做安排。」詢問安寧醫師同樣的問題，安寧醫師說：「醫師不是上帝，無法預測每個人的時間，依病情變化來說，可能是以月計，快的話兩到三個月，無法超過半年。」繁繁姊眼淚潰堤、悲傷地說：「我好想活下去，我的孩子需要照顧，我想回家陪陪孩子⋯⋯。每次急診住院，就會擔心要住院，可若留在家，姐姐又無法照顧我或處理突發狀況，不得已才來醫院，但我卻害怕會出不了院。」我安慰著繁繁姊說：「不論我們的時間有多少，都要珍惜清醒的時光，如果生命只剩兩個月，意識不清、完全臥床時，就無法做自己想做的事情或安排未來，我們應該好好珍惜把握意識清醒的時刻。」

繁繁姊深知病重無法回家照顧，同意轉入安寧病房後的第三天，繁繁姊坐在輪椅上，透過客廳的落地窗遠眺戶外景緻，夕陽餘暉映在繁繁姊的臉上，我明顯感受到繁繁姊眼神中的落寞，她輕輕說：「我好想回家看看孩子、想摸摸他們。孩子是我的命，我每天只能透過手機看著他們，卻無法陪在身邊，真的很想念孩子們。先生心臟病猝逝時，留下幾百萬保險理賠金給弟弟，並申請監護宣告保管弟弟的帳號，還交代妹妹擔任弟弟的監護人（監護宣告），弟弟有投保私人保險，因此不擔心弟弟以後的經濟狀況。我交代了兩個女兒，未來如果她們有自己的家庭，可以將弟弟送到安養院，不必擔心費用。我的時間不多，希望不要拖累孩子們。」接著，我與社工師討論該如何實現繁繁姊見孩子們的心願。

隔日，繁繁姊確診新冠肺炎，病情急轉直下，確診後的第三天，繁繁姊病逝安寧病房。妹妹悲傷地哭著說：「不是還有幾個月嗎？為什麼這麼快？媽媽還有話沒對我說……，怎麼會這麼快！」護理師及社工師引導妹妹對病人表達四道人生，病房中彌漫著著濃厚的悲傷氣息。

病人病逝後，我常常思考醫療人員秉持行善、正義、不傷害、尊重自主原則照顧病人，醫師在告知病情時，擔心過於直白會傷害病人或讓病人失去求生意志，因此選擇委婉的方式告知。同時，他們也希望注入一些希望，以避免病人失去信心或家屬感到絕望。然而，過度委婉可能導致病人或家屬無法意識到時間有限，這樣的希望是否也會有過度期待的問題呢？每個病人都有精采的生命故事，當我們走進生命故事裡，才能真正理解病人的需求，與他們同在。繁繁姊是一位偉大、真誠、乳癌末期的單親媽媽，她需要提前準備很多事情，比如弟弟的監護宣告監護權、財產分配、對子女的未來期待和心願的實現等。醫療人員及早了解繁繁姊反覆詢問存活期的背後動機，雖然打擊很大，但偉大的母愛將讓繁繁姊堅強地安排未竟事宜，也給了家屬時間去進行內心的調適，準備面對可預期的死亡。

告知病情是一門藝術，而存活期的告知更是一門哲學。我期待醫療團隊能夠深入了解病人的生命故事，根據他們的個別性告知病情與預後，讓病人在生命的最後時刻能夠無憾面對生死。

06

我，做對了嗎？

許汶鈺

跟往常平日的小夜班一樣，到了下午四至五點，醫師會開始下半場的查房，也會與今天入院的病人及家屬打招呼說說話，或約到護理站使用電腦來做病情解釋。在我專心核對藥物時，餘光瞄到一位下肢腫脹、行動不便的林阿伯，身旁攙扶的是他的兒子林大哥，一同走入護理來聽醫師做病情解釋。醫師像往常一樣打開系統，找到他的電腦斷層影像便開始與他們解釋，原來是因為右側骨盆腔腫瘤太大擠壓到腎臟及壓迫到下腔靜脈，導致右側腎臟變小以及右下肢腫脹。聽到這裡讓我不禁的停下手頭對藥的動作，好奇心的驅使，我將視線看向了醫師及電腦屏幕，入眼的那一刻有點驚訝到，兩側蠶豆般的腎臟大小相差頗大，右側腎臟超小，皮質層變超級薄，與左側截然不同。又繼續聽到此次他們入院的目的是要做切片檢查，醫師說：「如果你們願意的話，可以順便留置腎臟引流管，讓尿液可以從引流管排出，放置管路後，如果之後不想要也可以移除。」林阿伯擔憂的開口問道：「那……所以放管子後，我的腎臟就會好了嗎？」醫師解釋：放管路只是讓尿液不要淤積在體內發炎，本來壞掉的腎臟不會因為放置引流管就會好，就算是放置完後不喜歡管路，也是可以拔除，拔掉後的傷口會慢慢癒合，但之後的腎臟還是會慢慢萎縮、壞死。我看到林阿伯滿臉焦急地問：「那醫師你幫我決定，哪樣做才是好的，你幫我選擇！」而身旁的林大哥皺著眉頭思索片刻後問：「如果切片是惡性的話要怎麼處理，能手術嗎？還是要做什麼治療呢？」醫師說：「如果要我選就是放置引流管。

目前腫瘤太大無法手術，只能先做放射線治療，縮小腫瘤後看情況再手術，所以明天要做組織切片，送化驗。」解釋完，醫師告訴他們先不要擔心太多，讓他們先回病房休息，考慮要不要一併留置引流管，林大哥聽完後拍拍林阿伯的肩膀，扶起他後，走回病房。

常規的第一趟巡視病人及測量生命徵象，巡視到林阿伯這床時，他跟林大哥把剛才與醫師的問題再問了我一遍，剛在護理站時我就注意到林阿伯的害怕與不安，同理了他的驚慌及不懂，所以我很坦誠地告訴他：受損嚴重的腎臟功能是不可逆的，壞掉的腎臟不可能恢復，不會因為放置引流管腎臟就會變好，放置管路引流尿液的好處——可以減輕腎臟耗損的情況。但也有難處是剛剛醫師沒有細講到，穿刺管路後在活動時需要注意管路不能拉扯，之後還要定期管路消毒，保持穿刺處乾燥避免發炎，管路放置多久要看醫師評估；而要不要做放射線治療要等到切片結果出來後才會知道，如果真的是惡性腫瘤，回診時醫師會幫忙轉介到血液腫瘤門診，專科醫師會依照林阿伯的年紀、體力、腫瘤大小、位置等等問題，跟你們討論後續治療的方向。

因為知道他們的擔憂，所以我直白地說明後，他們沉默了，讓我在心中不禁開始擔心起來，我會不會因為講得太直接讓他們沒辦法接受，在我一離開後就立刻被投訴，明天查房他們會問醫師怎麼護理師說的跟你不一樣呢……等等之類的想法充斥在我的腦袋中，瞬間後悔自己的嘴快直言。

而這時，林阿伯反而放鬆了身體，吐了一口氣後滿臉笑容地說，謝謝我老實的讓他知道放不放引流管的差別、放射治療的事情，因為我說的話讓他反而不會再擔心想太多，知道接下來要怎麼配合醫師，在一旁的林大哥也很感謝我願意坦誠的說出醫師沒有講到的部分，告訴他們後續治療需要注意的事項，釐清他們不懂的地方。看著他們與剛剛相比明顯放鬆許多，臉上也露出些許笑容，我便告訴他們，接下來我將前往下一床繼續我的治療。事後回想，可以用婉轉且正向的鼓勵方式來回覆，這樣不僅能幫助林阿伯避免受到太多的衝擊，也能讓他放寬心情，在住院期間好好休息及配合治療，改善住院期間的焦慮情緒。

07 護理的「愛」

柯宜汝

時光荏苒！這是我邁入護理臨床工作的第五年，每個人幾乎都會有「生、老、病、死」，然而，工作五年來，我更加體悟所謂的「生」、「離」、「死」、「別」，其中除了「生」是件美好的體驗外，「離」、「死」、「別」卻不是如此。對於在加護病房工作的我來說，這些情景歷歷在目。每天會客後，病人與家屬的「離」；因疾病導致心跳停止的「死」；因死亡而從此天人永隔的「別」，這些情境每每都讓我深感其中，所以更加珍惜我現在所擁有的。每年的生日許願、每次的禱告，甚至是每趟走訪廟宇的祈求，我都希望所有愛我、我愛、我在乎甚至是在乎我的人能平安健康，這是多麼渺小卻是無比重要的願望。

某天，一如往常小夜上班時間，看著躺在床上幾乎已鼻青臉腫到面目全非的一位十八歲男性高中生患者，因車禍導致全顱骨折頭部腫脹、多處擦傷和撕裂傷等，傷口持續滲著血，因維持生命需要，身上插滿了管路，如氣管內管、尿管、胸管……等，以及雙腳嚴重骨折進行牽引，由於創傷的嚴重性，經醫師縝密評估過後，認為此病況已不可逆，即將面臨的是他人生的終點！永遠無法忘懷當下的那場景，當醫師告訴這位弟弟雙親訊息的剎那，他的媽媽已傷心欲絕到無法站立，整個癱軟倒臥在丈夫懷中。那撕心裂肺的哭聲傳入我耳中，是如此的揪心與心痛。那時，腦中不禁浮現自己幾年前在上班途中發生的車禍回憶。車禍發生瞬間，由於不省人事的我被救護車送至醫院急診，當再睜開眼睛時，頭暈目眩的我心中想著（耳邊依稀聽到有路人在通知我媽媽的聲音）「我怎麼了？我在哪？」至今回想，簡直無法想像那時躺在病床上的我，身旁的父母是如何的傷心及擔心。

轉眼間，我看著這位生命逐漸凋零的高中生弟弟。我每天幫他執行氣管內管護理、擦掉血漬及傷口重新換藥，為了是讓家屬不要看到滿臉是血的臉孔及身軀，而更增添不捨。每次探視時，媽媽以淚洗面、哭喊叫著弟弟，而爸爸則是沉默不語地面露痛心的臉龐。會客結束後，看著床旁的平安符越來越多，我知道這是祈求一個希望、一個奇蹟，願他們的孩子可以康復。在照護的第三天，弟弟逐漸下降的心跳和血壓，他的雙親手指著監視器問我：「這怎麼了？」我不忍心跟他說：「弟弟可能快死亡了。」而是鼓勵他們繼續跟兒子說話、再看看他、再摸摸他，並表示雖然弟弟無法回應，但我相信他都能感受到的！記得弟弟瀕死時，他的母親探視後，那悲傷的雙眸中卻帶著一縷微笑地對我說：「護理師謝謝妳！謝謝妳幫弟弟整理得那麼舒適，謝謝妳。」那瞬間，我哽咽了！滿滿的惆悵醞釀在胸口，淚水已悄悄從眼角不斷地滾滾流下，那聲「謝謝」深刻烙在我心底！而弟弟永遠停在十八歲，此刻他的樣子也將永遠留在雙親的腦海。

因為護理的愛，讓我們協助陪伴每位病人和家屬走過一段路，雖然每位病人進入加護病房接受治療，不一定都能康復出院，有些人甚至因處於疾病末期或病情惡化而在加護病房嚥下最後一口氣，但護理的愛讓我們可以盡力協助每位病人和家屬。至今，我仍持續運用我的護理專業，照護陪伴更多的人！

08 愛要及時

許家禎

在某個休假日下午，一如往常地在沙發上追劇，收到同事的訊息，說她先生來醫院檢查，現在在檢查室外的家屬等候區坐著。於是，撥通電話詢問發生什麼事了，同事說：「我先生感覺到胸悶痛，所以來掛急診，現在在做心導管了，應該沒事啦，不用擔心。」電話那端傳來依舊是她熟悉沈穩的聲音，在閒聊過程中，還不忘叫我們別擔心。掛電話後，稍晚看見她的訊息寫著：「血栓很多，加上抽血數值異常，不排除是疫苗引起的副作用。」頓時心中擔憂起來，再次撥電話給她，同事沉默了幾秒，開口已不是我熟悉沉穩的聲音，而是哭泣著說：「早知道會這麼嚴重，他當初不想打疫苗的時候，我就不要一直鼓勵他去了。」當下，除了傾聽陪伴，電話那端充斥著她焦慮、擔心的情緒和自責的言語……。

當我們前往探視同事的先生時，不難從他的臉上看出對自己病況的擔憂。幾句寒暄後，他依然保持著平時淘氣、喜歡開玩笑的個性，說著：「我要吃麻辣鍋，還要吃很多牛肉。」我回應他：「這有什麼問題，你爭氣一點，別忘了我們還有一場烤肉派對之約，還沒辦喔！」說完，大家一起相視而笑。當晚隨著病情迅速變化，身為醫護人員的我們，心裡都清楚後果不樂觀，但仍祈禱會有奇蹟出現。在某次探視結束後，因想透過肢體語言給好友支持，所以開口對她說：「來，抱一個！」在擁抱的同時，我感覺到衣服逐漸濕透，她眼淚潰堤地說：「怎麼這麼嚴重？早知道就不該讓他去打疫苗了，孩子要是沒有爸爸怎麼辦？」此刻，我只能拍拍她的背，默默陪伴著她……。

隨之，同事先生病情仍越來越不樂觀，除進入昏迷狀態外，生命徵象也開始不穩定，當醫師宣告治療空間有限，好友毅然地接受醫師建議：朝向安寧緩和方向治療，她低頭看著孩子說：「既然治療都已經無效了，那不如就讓他走，才不會繼續躺在那邊痛苦。」、「他平時也很愛玩，那讓他先去環遊世界好了，這樣以後我們去找他的時候，他就知道要帶我們去哪裡玩了。」

在家庭會議後，同事家人討論決定好安寧拔管的日子。這天，大家都到醫院來了，在安寧共照師協助引導下，好友牽著先生和孩子的手，在大張的彩色紙上，描出一家三口的手掌畫，她看著先生說：「這樣三個人就能一直牽著手。」拔管後，好友先生看起來像睡著了，他們的孩子在病床上摸著爸爸的臉、拍著爸爸的手，模糊不清又童言童語地說著：「爸爸，爸爸，起來，抱抱。」看著血氧濃度數值不斷下降，好友紅著眼說：「關掉升壓劑吧！」然後帶孩子牽著先生的手，摸摸先生的臉，在他耳邊說：「你病好了，自由去玩吧，不要擔心我們，孩子我會好好照顧他長大，放心去吧！」她的眼淚無聲無息落下，陪伴先生，等待離開的時刻到來。

即使事件已經過兩年了，但每當想起時，些許的感傷仍會湧上心頭。加護病房是一個與死神拔河的地方，在這裡「老」、「病」、「死」的人生經歷及各種悲歡離合的故事場景，屢見不鮮。臨床上，我們總是用各種認為有用的方式期望能幫助家屬度過失去的悲傷，但當自己經歷過了才發現，其實，傾聽陪伴，使他們感受有人同在更為重要，經過生命的這一課，也讓我深刻體認到，愛要及時。

09 愛的延續

吳怡穎

嗨，阿冬，近來好嗎？

還記得與你相識在去年疫情肆虐的年份。你原本是腹膜透析的腎友，治療時間已達兩年多，因為一次運動不當施力，導致腹膜壓力無法負荷，需要讓肚子休息一陣子，必須短暫依賴血液透析——血液透析俗稱洗血，需要在醫療院所執行；而腹膜透析俗稱洗肚子，病人必須先在腹腔埋入腹膜透析導管，用來輸入及排除透析液，可自行在家、甚至學校、工作場所執行，但必須有個維持乾淨整潔的空間，執行時更要注意手部消毒及管路清潔。而我是一名在洗腎室工作六年半的平凡護理師，主要工作除了照顧當班病人透析狀況外，還要抽血領藥、協助掛號、幫忙換藥，同時馬不停蹄地準備下一班病人的用物及整理照護重點、核對病人及醫囑、查閱病人前三次透析歷程記錄、確認透析通路、查看交班事項及待辦提醒留言……。周而復始、日復一日的常規工作外，偶爾還有一些雜七雜八的小事，如：天花板漏水、地板有坑洞、冷氣不冷找護理師，電視壞了、遙控器壞了找護理師，廁所門壞了、電燈太亮也找護理師，刷卡機無法過卡、耳機不見、錢包不見、健保卡不見，通通都找護理師……。

你初次來到洗腎室便由我照護。我對你印象極深：頂著帥帥的三七分頭、黑白參半的頭髮，戴著一副金色半框眼鏡，穿著整齊不失品味的藍白相間襯衫、深色西裝褲，口罩下依然藏不住的親切笑意，時常把原本已經夠小的泡泡眼，瞇成細細的兩條線，是個斯文有禮的中年大叔。你講起話來不急不徐，談吐幽默風趣。我請你自我介紹，你說隨便我叫，看要叫小冬、小冬冬，不然就叫阿冬吧！你信任地望著我：「反正躺在這裡四小時，過程就拜託妳了，我相信妳們的護理專業，我對嘉基團隊有信心。」我問你進入透析的原因，你說年輕時為了生活，喝酒應酬不得已，紙醉金迷換來洗腎肝昏迷。看著你輕快熟練的講出這些人生體悟，我心裡一陣翻騰，有點心酸，又為你的灑脫而感到寬心。我笑著說你自帶幽默，你也是笑笑地說著：「往事回首不堪重提，日子還是要堅強過下去，過去用生命賺錢，現在花錢顧身體。」

對於透析治療，你從沒有過多的疑問，對於醫護人員的照護提問很是積極配合。記得我曾問你：「為何對嘉基這麼有信心？」你說：「因為女兒也是院內員工，是我們的小學妹，所以當爸爸的要身體力行、以身作則，要力挺女兒的『事業』」。你也說到：「上次去開刀，女兒卻叫你不能透漏身為『護理師爸爸』的身分，怕給醫護人員帶來壓力！」真是體貼用心的父女呀！

約莫一個月後，你腹腔狀況逐漸好轉，又回到腹膜透析的治療行列，只有兩週來加洗一次血液透析。因為照顧組別區域的常態性更換，一、兩個月都沒碰到面，但聽同事說，你來洗腎時，常會問我有沒有上班，你說單純地想跟我打聲招呼，說聲好久不見！同事的轉述令我感到窩心。而當我的班碰巧遇上你來透析時，我們總是能像老朋友一樣見面如初，簡單地聊些生活中的小事，我會提醒你記得運動不能太激烈、菸酒也要少碰，順道關心學妹最近工作順不順利，你也會叮嚀我疫情之下要多照顧身體、多花點時間陪陪家人，單純哈拉個幾句，知道彼此都過得好，就是這麼稀鬆平常又貼近人心的日常問候。

疫情放緩，正是進入秋冬時序的季節。那天是去住院區洗腎室當小組長的日子，記得約莫晚間八點時刻，例行性的工作催促著我得查詢病患清單，赫然驚見名單中出現了你的名字，床位還是掛在令人擔憂的重症單位，我腦海中立刻閃過一堆常見的末期腎病併發症，舉凡心肌梗塞、心律不整、心衰竭、腦中風、肺水腫、敗血性休克……等加劇病情的診斷，心裡一陣慌亂，按捺著不安雜亂的心情，用顫抖的手指快速地打開電腦查詢你的住院歷程，查明原因後整個為你開心，多麼振奮人心的好消息，原來是你幸運地排上腎移植的名單——想到全台超過八千位等待福音的腎友們，成功受贈者至今只有百餘人，要在茫茫人海中能夠找到匹配、又能抵抗眾多身體排斥反應的器官，就像中了樂透頭獎的得主那般幸運得讓人覺得不可思議。

輾轉得知你術後復原情況良好。你一定不知道我在這端為你窮緊張，但我知道愛你的家人一定是全程陪伴，給你滿滿的愛與元氣。真心為你歡喜，佩服你與家人的勇敢決定，也很感激捐贈者及其家屬的大愛無私，以及醫療團隊的用心專業，種種的一切都是上天最好的安排。

生命離逝是段悲傷不捨的起點，但也成就了另一段實現重生、溫暖祝福的起點，讓遺愛人間的捐贈者器官用不一樣的身體面貌努力地生活在世界的角落。疫情延燒的年份，帶著舊人離去的感傷，也迎來新人延命的感恩。有種喜悅，是打從內心感受到的真誠快樂；有種滿足，是能讓人想到就忍不住笑意的單純美好！阿冬，願你一切順遂，我們一同努力，為了生活繼續奮鬥下去！

10 你還好嗎？

江怡瑩

高齡化社會的來臨，使得長期照顧的需求日益增加，這一現實每天都在社會角落裡無奈的上演。有一位七十五歲的吳伯伯，太太十年前因意外離世後，獨自居住在嘉義的老家，育有二子，皆已婚並於北部定居多年。吳伯伯這兩個月來，因呼吸衰竭意識昏迷，有氣管內管置入，入住加護病房。辦理入院的第一天，兒子陪伴在身旁，但之後的兩個禮拜，每天一次的加護病房會客時間，看著其他床病人家屬迫切關心的表情，相形之下，少有家人前來探視的吳伯伯，不禁讓人感到心酸。在加護病房的日子，來到了第三個禮拜，醫療團隊開始議論紛紛——「真不孝，連自己爸爸都不關心」、「今天一定沒人來探視」、「真誇張」、「這個病人是不是年輕時不關心家庭」……等各種臆測的想法鋪天蓋地而來，兒子電話中也表示：因工作因素暫時無法前來探視。醫療人員在電話中與病人兒子聯絡病人的後續照顧計畫時，有時也會對病人兒子透露一絲絲不耐煩及責罵的情緒，「我知道你一定說沒辦法來」、「那怎麼辦，你還是要自己想辦法啊」、「反正你一定要想辦法喬時間過來」。

這一天病人呼吸衰竭，經評估需要執行氣切手術，一般而言病人手術需經過解釋說明、安排手術日程、麻醉評估、執行手術等流程，按照慣例，醫護人員電話聯絡吳伯伯的兒子前來聽取手術適應症及治療計畫，過程中因兒子表達有時間上的困難，一直無法前來醫院，導致手術計畫一直延期，醫護人員每天都在緊迫地進行電話聯絡，持續催促希望能獲得他的回應。

這一天，我接手照護這位病人，依照計畫我也撥電話給兒子協調可以前來討論手術細節的時間。電話打通後，我問：「吳先生，不知道你何時有空可以來醫院，醫師想跟您討論氣切手術的細節……。」電話的那頭突然沉默了五秒後並出現了明顯的哽咽聲，我嚇到了，我輕聲地問了：「你還好嗎？」此時哽咽聲變成了明顯的啜泣聲，開始說著：「其實我與弟弟之前為了照顧爸爸，輪流向公司請假數個月，台北公司陸續發出警告，可能會有遣散的計畫，礙於家庭經濟需求，迫於無奈，於是請了看護照顧。回到公司後持續被主管打壓，每日都加班到晚上八點，主管、同事認為我是公司的累贅，我都不敢請假，面對每天醫院不間斷的電話，要我請假，壓力都好大，好幾次想乾脆不接，不想理了，連太太也不諒解，但想到爸爸辛苦撫養我們長大，不可以不孝……。」此時，電話中的哭泣聲交雜著滿滿的無奈與痛苦。

我靜靜地聽完後，我反問兒子需要什麼樣的協助，兒子表示：「我只有假日可以勉強撥出時間回南部，怎麼辦？醫師假日應該沒上班……。」了解家屬的阻礙與難處後，我立即轉告醫療團隊，希望一起想辦法，此時手術醫師、專科護理師、出院準備組個管師，皆非常熱心的提供各種解決辦法，終於有了解決的方法。

在一個星期六的上午，兒子前來，穿著白色襯衫黑色西裝褲，眼神透露著不安的情緒，握著吳伯伯的手，我聽到他小聲地在病人耳邊說著：「對不起、抱歉。」眼眶泛著淚光，我立即聯絡了手術醫師前來解釋手術流程，並協助簽署手術同意書，麻醉諮詢，中午便進行手術。等待手術過程中，出院準備組個管師協助提供長照機構選擇給兒子，一天走完所有流程，兒子紅著眼眶說：「有人幫助真好，覺得自己不孤單。」

一個禮拜後的星期六，吳伯伯順利轉至外院呼吸照護機構，持續治療，也讓兒子放下心頭的一塊大石。

從事護理臨床工作的我們，每天都在經歷面對照顧者的困難與失落情緒。過去新聞中每月出現的長照悲劇，孤立無援或求救無門的案例，總讓我們覺得感嘆。醫療機構就像一台運轉的機器，而我的工作就像個小小的螺絲釘，卻扮演著不可或缺的重要角色。唯有更細心的評估與聆聽，才能了解每個家庭的困境與難處，並給予最貼近人心的護理，幫助照顧者減少阻礙，讓愛得以延續。

11

父愛如山

林雅雯

曾經照顧一位長輩讓我印象深刻，因為他病得很重，面臨腎衰竭需進行二十四小時血液透析、腸胃出血、心肌梗塞、成人呼吸窘迫症候群、急性肝炎，五臟有四臟受損。在照顧期間，他讓我看到了生命的韌性和堅強，第一天，我帶著病重的他去檢查室尋找病因，一邊安慰家屬，同時醫師也提了DNR，可以感受到家屬的傷心和失落。當天的大夜，病人忽然血壓掉和心跳變慢，迫使家屬到院臨終探視。兒女們整夜沒睡的疲憊身軀，還堅持從半夜等到早上十點半，聽醫師解釋病情後才離開。

這家人真的很團結，會客時，兒子一直對醫護人員說，我問爸爸：「帶他回家好嗎？」他沒反應，我再問他：「拼拼看嗎？」他用僅剩的力氣握住我的手⋯⋯。從醫療的角度來看，會解讀成家屬有過度期待，畢竟醫療也有其上限，病人可能因太過疲累了。我覺得反應沒有很好，我沒打擾他，只有默默的支持著他以及為著他隨時改變的生命徵象奔波著。在互動中，兒子沒有過度打擾，只是低聲地告訴其他家屬，不要太麻煩護理師，他讓我們可以好好陪伴爸爸，幫爸爸按摩就已經很好了⋯⋯。

正當我心糾結著，我的治療因多給的探視時間而延遲時，我覺得我應該放慢腳步。接下來的幾天，我改變策略，我在會客前先把護理提前做好，就算病重，整潔也是很重要的，讓家屬可以放心，生病的病人也得到尊嚴，會客期間空出時間陪伴家屬，聽著他們說著病人平時的個性、事蹟、喜愛，更深一步了解病人，也讓家屬情緒有些出口，間接得知阿伯和我一樣是處女座的，熱愛乾淨的他甚至一天要洗兩次澡，喜歡在逢年過節時，幫心愛的太太染髮，年輕時為了創業非常努力辛苦，名下擁有六台遊覽車，兒子原先在資訊科技業上班，因不忍爸爸辛苦創下的事業因退休停擺，毅然決然的辭去工作回家接手，讓爸爸可以安心退休安享晚年。可是人生總是無法照著期待走，看到小五的小孫子淚流滿面的叫著阿公，我的心很不捨，安慰那個孩子說：「不要難過、不要擔心，阿姨會幫你好好照顧阿公，你也要努力成為阿公的驕傲哦！」這段話其實我說完就忘了，最近經由學妹的口中再度提起，她說她聽到時眼框濕濕的，真的很感謝她告訴我，她的感受，原來情緒是會傳染的，而且會形成善的循環！

照護期間，我沒有期待的隨口請病人將右手舉起，他真的做到了！他讓我看到生命的力量在裡面，如果連他都這麼拚了，我們除了可怕的侵入性醫療外，是否也可以為他再做些什麼？

12

側耳傾聽

陳燕雪

在如熱火朝天的小夜班下半場，恢復室依舊病人不少，不停地接病人及轉送病人回病房，一台婦產科 ATS（結紮）出現在電腦螢幕的手術排定上。「學姊，妳看動態，婦科又加了一台刀，開什麼妳知道嗎？」我轉身並拉高了音量試圖著讓一起上班的另一人員知道，學姊回應著我說：「子宮外孕？腹腔鏡？……」一些常見的夜間排定手術名稱。我搖了搖頭：「NO NO NO 都不是，妳一定想不到，是結紮。」學姊用疑惑的眼神看我：「蛤？這麼晚欸！」是的！如戰場一般的小夜班一貫是如此，身體早已疲累，我壓抑著自己疲憊的心，想著怎麼這時間點還有這類的門診手術刀，我等等一定要好好的了解病人她的想法。腦袋瓜裡已經開始小劇場的演練了，怎麼是現在?怎麼那麼晚?怎麼不先生做呢?而且這在門診就可做了，還掛急診，而且是幾分鐘的事，而且的而且，天使惡魔正爭戰爭論著。

不久後，該名病患來到了單位，就定位後映入我眼簾的是環抱軀膝的一名女子表情痛苦且一直扭動，顯得痛苦難耐的樣子，「小姐！小姐！手術好了，動作小一點會撞擊受傷喔！」試圖引導她快速甦醒過來，手也不忘將有加止痛藥的點滴輸液閥，滑更開以利藥物快速滴注，以減輕她的疼痛。與手術團隊交班，得知此次手術不只結紮還有引產，難怪，我面前這女子這麼痛了，可是又為了什麼呢?我疑惑更深了。因為止痛藥的鎮靜效果，讓她又睡著了，十五分鐘後，她再次的甦醒時，已跟剛剛判若兩人了。

看著她，我試著對小姐問起心中的疑惑，小姐說：「妳怎會想要聽我說呢？妳不忙嗎？」（她皺著眉一臉狐疑的樣子）我點點頭，妳是我病人，如果妳願意且我現在手邊工作情況允許，我也很喜歡病人能多分享一點她的經歷，她緩緩道出著：「這一段時間，當我知道自己懷孕後，就一直胎象很不穩定，很擔心也想就讓他自然的流產吧！我找不到任何調適的方法，我已經有四個孩子了，我與先生的經濟再也無法負荷。生的容易但養兒難，教育孩子又更是一回事，補習才藝樣樣來，社會風氣是如此，不得不讓孩子參加，但看到他們天真無瑕的笑容，又覺得一切都是那麼值得。不過，今晚又再次的出血，所以掛了急診，也與先生做了這無奈的決定，決定今晚剝奪他留在我肚裡的權利以及突然驅逐他出場，我這樣做真的對嗎？但現在也已結束了，多說都無益了。」她眼角開始泛著淚水，甚至潺潺的滑落了下來。

聽她說完後，我整顆心一直往下沉，鼻頭不禁地漸漸酸了起來，想想剛剛還沒與她談聊時的我，還依自己的想法在胡思亂想著，我真的是夠！她看起來多麼地感傷，她剛剛又是如何壓抑自己情緒與我聊述著呢？我很高興她不是獨自面對，還有先生及家人的陪伴，而社會溫暖就由我來給予，不指責她們殘害脆弱的生命，是想著：什麼樣的生活處境，讓他們捨得不要這個孩子？「我可以抱抱妳嗎？」現在的我只想擁抱著她，所以我靠近她並俯身雙手環抱她，輕輕地拍拍她。她在恢復室穩定後，轉送她回急診。在這之後，若將我的情緒分成好中壞三檔次的話，我想現在的我是中偏低檔了吧！

恢復室是一個病人快速又短暫停留的單位，除了護理專業外，往往覺得對病人最佳的協助是「聆聽」及提供關愛與溫情，我也常說：「我連想都想像不出你的痛苦，但我可以聽你說話盡我所能地。」當然爾悲傷是禁忌話題，喪失類型的話題更是沒人想談論的，只有極少數的人願意分享他們的經驗，打破了他們的沉默，講述他們的生活和他們的選擇與道理，而「你願意聽嗎？」當事人的心只有她自己才能體會。這個故事不在於小生命曾經存在多久，而是對這媽媽來說，都是永生難忘的，在我護理職涯白皮書裡也是。

13 再見，再見

陳燕雪

鈴～鈴～電話聲響劃破了寂靜的恢復室，「平安，我開刀房，等等一位子宮外孕術後病人到恢復室喔！」不久，在門鈴叮咚後，隔離門打開，手術團隊人員推送病患至就定床位，隨後我與麻醉護理師一同整理病患身上管路及裝設好生理監視儀器。這位病患來到單位時早已甦醒，她無神的雙眼直盯天花板，眼皮通紅腫脹、眼角淚珠潺潺滲出，我輕柔地將氧氣面罩覆蓋在她的口鼻位置，彎下腰在她耳邊告訴她：「手術好了喔！這裡是恢復室，妳傷口不舒服嗎？」她搖了搖頭，我又試探性的問：「還是有其他的問題？」她仍是搖頭，我告訴她：「深呼吸不哭喔！因為麻醉藥及止痛劑會讓妳頭暈不適，哭泣的話會產生鼻塞，讓妳更不舒服。」我先引導她休息，迅速的與同事們交班。交班過程中，同事引述她過去病史：約三、四個月前也曾子宮外孕，前來進行左側輸卵管切除手術，聽到這裡的我，吃驚了，天啊！這次她也是子宮外孕，行的是右側輸卵管切除手術，不就……，我瞬間恍然大悟，面前這位病患為何淚流滿面惆悵不止了。與同事交班完後，他們也隨即離開了恢復室，斗大的空間裡只有我與她兩人，四周安靜的只剩我敲打電腦鍵盤的聲響及生理監視器所發出來的聲音，還有夾雜著我面前的她微微地啜泣聲，我點閱了電腦中上次她手術的紀錄，我看到了什麼？恢復室護理師是我的名字，這是什麼緣份呢？因為接觸的該類病患眾多，上次對她的印象是模糊的。不久，我起身到她的身邊，將她臉上的氧氣面罩取下，她依然淚流不止，口中呢喃著：我只是想要有一個我的小孩而已，有這麼難嗎？沒了，再也沒有了……。她的眼神空洞無神，她心中該有多大的悲痛及失望呢？我能為她做什麼呢？我問了她：「請家人進來恢復室陪陪你，好嗎？」我以為這時家人的陪伴是最好的，雖然礙於病人在恢復室期間是沒有會客的，但我還是想破例讓家人進來陪伴。她沒有回應，在生命徵象穩定的情況下，我出去單位外，找她的家人。打開恢復室的大門，放眼望去家屬休息區，陰暗的角落裡一名男子彎著腰，雙手抱頭身體不停顫抖，發出了哭泣聲，因為目前只有一名病患在恢復室且手術中無病患在開刀，這位應該就是我病患的先生了吧！原本的我還計畫請他進來陪伴的，但現在看到這場景，我瞬間語塞了，默默地退了回去，外面的這位家人也是需要被人關懷及陪伴的。我失落的回到了單位，我現在能做的是什麼呢？好像都不能？只有能監測她生命徵象穩定、緩解她傷口不適等我專業上的問題，及靜靜的陪伴她。一小時後我電話聯繫了病房護理師告訴對方病患手術經過及目前情況，請她多多關心及留意病人的心靈感受。整理了她身上的監測導線，傳送人員已來到門口準備轉送她回病房休息，我推她到門口並請先生上前來，告知了他：「現在我們準備回病房休息，目前太太身上管路有……等等注意事項。」我手牽著病人的手，眼睛看著那位先生，接著說：「半夜了，你們倆都辛苦了，回病房都好好休息喔！」先生點了點頭，就這樣他們的身影慢慢離開了我的視線。

轉身進入了單位，看著這空盪的空間，因為獨剩我一人，那強忍的淚水再也不爭氣的流下了，無奈嘆息太多，也太多的迷惑湧上我心頭，我能夠做什麼？反覆地問我自己，他們在短短的時間裡失去了兩個寶寶，更隨著生命的逝去，心中的期待也永遠被破滅了，她的面容是那麼地蒼白、聲音是那麼地脆弱。到現在，我對她的印象依舊是那麼地清晰，而在我內心那小小孤寂的城，總有著她的影子。

14 你「說」·我「聽」

陳燕雪

在一個寧靜的夜晚，我一如往常走在醫院至單位恢復室的上班路上，一上三樓轉角樓梯，首先耳朵傳來的是：「我在上班，我也不知道，接到妹妹電話說她跟哥哥鬥嘴，之後小孩就被送到醫院了……。」語氣充滿了焦急甚至有點含糊不清，隨後映入眼簾的是一位在家屬休息區來回踱步的中年婦女，我斜瞧了她一眼後就進入單位換裝，準備上班。不久，接獲開刀房通知一位十六歲男性高中學生，因右手被玻璃割斷神經、韌帶來院開刀治療，術後到恢復室觀察，原來門外焦急媽媽口中的哥哥，是我即將照護的病人。夜間手術病人相對的少，多半是急診病患，男孩是目前手術完畢的唯一一個，甦醒後情緒反應明顯低落，目光卻一直注視著我，他戴著口罩，眼睛卻透露著渴望的眼神，而在斗大的恢復室空間裡就只有我跟男孩二人，我起身走向床邊輕聲的跟他說：「有話想跟我說嗎？要聊一聊嗎？」此時，男孩點了點頭，於是我轉身拉了把椅子坐在他床旁。

男孩望著我，舉起他的右手說：「我的手會好嗎？現在覺得有點麻麻、重重的。」醫生在男孩前臂裹上厚厚的石膏，目的是避免手腕彎曲影響術後恢復，我點了點頭，向他解釋其手會感到麻、重的原因，同時用雙手去托扶他右手，放在推床上的支拖墊上並使用烤燈照射，保持局部溫度及防止血管痙攣。

「我現在是一個棒球投手，剛被選上國家培訓選手，我好像有一點擔心我的手又好像又不是，我本來住學校宿舍，因為疫情的關係回到了家，上課採取線上教學，家中只有一台電腦，我跟妹妹輪流使用，可是真的很不方便。今天的作業對我來說真的很重要，要拍攝動作回覆教練，教練他很兇很嚴格，妹妹卻搶著不讓我使用，我一氣之下就用手拋向玻璃窗，就這樣了！」聲音中帶有滿滿無奈及痛苦，男孩深深地吐了一口氣，雙眼凝視著前方，眼角透過烤燈的黃色強光照射下，彷彿有淚光。又道：「其實我是想……死！」這刻他停頓了，而我震驚了，腦海裡快速轉動，眼前這小男孩說什麼？我有聽錯嗎？深吸口氣後，調整鎮定自己的口吻說：「我想了解你的感受！可以告訴我原因嗎？」（心中更擔心的是他願意再說下去嗎？）生理監視器壓脈帶測量發出的聲響，劃破了當下的安靜。男孩語帶平穩接著說：「我好像並不害怕死亡，但卻又似乎對死亡感到恐懼，同時也擔心著丟下一切後果會是如何？媽媽很忙，爸爸當貨車司機兩天才會回家一趟，曾經我跟爸媽說：我不快樂、我不想去上學。他們說：『當學生會有什麼不快樂的，一定是我的問題。』他們不了解我，也不關心我，家境不好，會讀運動班是因為可以幫家裡省錢，可是我壓力好大，怕表現不好。而現在總算被選上培訓選手了，在學校卻飽受球隊學長言語的霸凌、教練老師嚴厲的管教，我總是繃緊神經，害怕告訴媽媽真相。我不敢說，家裡也不聽我說，久了我也不講，反正沒有人願意也沒有人可以聽我說，死了就沒有問題了。」男孩訴說了他內心的經歷過程，這時他閉上了眼睛，眼角泛出淚珠也在此刻滑落在他兩鬢，消失於髮根中。

我從壁櫃掏了張衛生紙後轉身擦去他的眼淚，伸出手握住他，告訴他：「現在的我，就是一個關心你的傾聽者，我很謝謝你願意說出口，也想跟我說，而你在『說』我在『聽』，如果你需要有人聽你說，我也一直在這單位服務，你可以來找我。你還要多告訴我一些你內心的感受嗎？或是幫你尋找心理諮商師跟你及家人一起討論，好嗎？」男孩看著我並答覆：

「嗯！總算有人願意靜靜的聽我說，也不講述一大堆道理來回應我或是說事情沒那麼糟來試圖安慰，護理師阿姨謝謝妳，說出來心裡舒服一點了，我只想有人聽我說，而不是責備甚至是嫌棄我。」

在恢復室照護病人時間短暫，很少會有青少年主動想跟護理人員進行心理上的溝通與會談，男孩是讓我印象最深刻的一位。自殺行為非常有可能是青少年採取的一種無奈的溝通與表達想法的方式，藉由這樣的激烈手法，讓外界知道他需要幫助，而這男孩正是如此。現在的我，還是很喜歡病患在他舒適且身體狀況許可下，跟他聊兩句：怎麼受傷的？怎麼會來開刀？是誰陪你來？在醫院有沒有人可以照顧你？雖然這些問語再簡單不過，但也許有些病患就是等著這句問候，讓他心裡悶了很久的話得以說出口。

15 看見隱而未現的需求

蘇美雪

電話聲響起，傳來——可以來幫我嗎？到了住房，看到媽媽哭紅了雙眼、一直冒汗、顫抖得說：「我好害怕、我無法面對未來日子、我不想這樣，但就是無法控制自己、痛苦的快要死掉。」我緊坐在旁，扶持著她顫抖的身體，擦拭著不斷滴下汗珠、淚珠，專注聆聽，得知她昨晚已無法安眠、今天吃不下東西。先生從外面進來，交流後，我說：「媽媽需要幫助，我們來尋求精神科醫師！」看到媽媽堅信的眼神並說出：「好。」可想她內心掙扎及痛苦一定到了高點，但先生淡淡地說：「不需要吧！心理諮商也沒有用，她會變好的。」我堅定地告訴他，媽媽很痛苦，注意力已無法集中、無法安睡也吃不下，這樣的狀況需要透過醫師診療甚至是藥物的介入，先生緩緩說：「那就安排。」

先生將就的口吻，反映他這段期間承受著妻子憂鬱情緒帶來的壓力和不知如何面對的無力感。

在只有我和媽媽的角落邊，我說：「看診時讓先生陪妳！」媽媽說：「他為我付出很多，最近他接收我太多負能量了，最近我們常常吵架，怕他會不要我，我也想趕快好起來，不想在他面前是這個樣子，他在旁邊，我怕無法表達，但……其實希望他在。」內心覺察到我需要再陪同媽媽多走一哩路，我說：「我陪妳看診，適當時機再讓先生進來診間。」在候診區等候時，媽媽又開始顫抖、坐立不安、落淚，口裡說著：「我怕無法說得清楚。」我說：「不要怕！我們把醫師當朋友，醫師問什麼我們就答什麼。醫師診療後說：「這是產後憂鬱，需服用藥物來緩解症狀……。

診療後，先生獨自去批價領藥，我陪伴媽媽回住房。看著先生的背影，我發現，這段時間先生為了陪伴產後憂鬱的妻子也顯得相當疲憊。等到先生返回住房後，我主動關心先生也與他討論如何陪伴妻子，先生聽後願意調整工作模式，也付出更多時間陪伴妻子。

過了幾天，媽媽主動來找我分享她的情況，她平穩地說出：「我心中似乎有股力量，漸漸得可以對自己信心喊話，雖然有時仍會陷入低潮，但情緒較穩定、吃得下、並且不那麼容易落淚。」我說：「很好！妳真的很棒，一切都在變好中。」

從陪伴這位產後憂鬱的產婦和其丈夫面對產後憂鬱的經驗中，讓我突然看見在婦幼領域中容易被忽略的關懷對象——產婦的丈夫。當產婦陷入憂鬱的情緒時，產婦先生的陪伴通常是她們重要的支持力量，然而，當丈夫不知如何幫助產後憂鬱的妻子時，他也需要被關注和被增能。唯有丈夫受到足夠的支持和幫助，夫妻才能同心一起跨越產後憂鬱的挑戰，並更有信心地共同養育家裡的新成員。

16 產房那件傷心事

賴潔儀

一般人眼中的產房是快樂，但充滿生育之苦的地方。準媽媽宮縮疼痛導致的呻吟、尖叫聲，伴隨著嬰兒出生的第一聲啼哭、母親喜極而泣的聲音，像極了含糖的黑巧克力，苦甜苦甜的滋味，而這是產房的常態。然而，還有一些角落，卻是只有淚水充盈之處，那是因為胎死腹中而前來做手術的媽媽，和那些因故終止妊娠的母親，這些默默流淚的少數民族們，在新生的歡呼中卻正承擔著生命中最不能承受之重的痛苦。

那天的天氣和當天產房大多數護理師的心情一樣晦暗，一位瘦弱的媽媽在先生的攙扶下進入產房，她的眼神哀痛而堅定，表示：「我是來墮胎的。」比青少女墮胎手術幸運的是，她的身旁有呵護她的丈夫，為已經懷孕二十一週又四天的她，裝上胎心音監測器後，可以清楚地聽到強而有力的胎心音。在確認完她的墮胎意圖，主護已經無法保持醫療性的人際關係，紅著眼睛掀開簾幕走了出來，止不住的淚水在向已經成形的胎兒致意和告別。而在護理站的我，聽到消息的第一個反應是：「天啊，台灣現在的醫療水準，兔唇是完全可以治療的啊，孩子的心跳顯示她的生命力和活下去的欲望，我們可以這樣剝奪他的生命嗎？」對正在產科實習的我，投下了一顆震撼彈。

當在協助這位終止妊娠的媽媽時，伴著汩汩流下的淚水，她輕聲地述說著自己的決定。「本來我婆家希望我打掉，但我不肯……，但是後來我聽說這個是會遺傳的，可是我沒有兔唇，我家人也沒有，我一想到如果現在生下她，她將來也會懷孕，也可能會生出有兔唇的孩子，她也會像我現在一樣痛苦掙扎，我不希望她……，還是讓我來做這個壞人吧！」媽媽的決定很艱難，但卻是按照她價值觀裡面對孩子最好的選擇，為此，她願意做個「壞人」，那準爸爸呢？緊握太太的手，沉重的表情，哀傷的面孔，已經說明了他內心的煎熬，和太太一起做出這個沉重決定外，還要面對瘦弱的妻子做手術的風險和痛苦，年輕的生命正一同面對人生的殘忍的抉擇和結果。他們對孩子的愛和我們醫學專業的認知一樣有著清晰的邏輯，只是表達愛的方式和不同價值觀的體系下，走出了兩條截然不同的道路。

現在承受痛苦的是他們，將來承受罪疚感和一個個重健手術的折騰也是他們和他們的孩子。醫療照護者有著強烈短暫的心痛，但他們卻要承受這個選擇題一生之久的痛苦。媽媽以她愛孩子的動機出發點，曾經拒絕婆家的墮胎建議，但最終因孩子未來可能承受的痛苦，而被感同身受的憐憫而說服，做了墮胎的決定。只是這期間作為醫療照顧者的我們所提供的共享決策是否真正提供了全人的資訊，還是在複雜的決定中，只是一個影片和一張衛教單張？還是我們可以媒合更多資源給他們？這個我所解讀──用強壯的胎心音來表達活下去欲望的胎兒，如果能夠真正表達，他會對我們說什麼呢？而我們會怎麼回答他呢？墮胎的決定是年輕夫婦做的，但擁有更多完整資訊的我們，在這個決定上可以扮演怎樣的角色呢？……我還沒有答案，但記憶中咚、咚、咚的胎心音，至今仍伴隨這些問題迴盪在我心中。

17 寫在每一個生命上的醫療價值

賴潔儀

有著與彰化縣同等人口數，土地面積只有台灣一半大小，這是座落在南非的領土上，台灣在非洲的唯一邦交國——史瓦帝尼。嘉基已經在這塊土地上，進行了五年的醫療援助；而今年是第一次差派長期駐地人員，前往協助當地的母嬰事工。懷著忐忑、期待、緊張的複雜心情，歷經二十四小時，三段轉機，我終於踏上這個美麗的國度。

已經來過三次短期援助的督導，此次前來的目的是陪伴我三週，協助認識當地人員和熟悉環境。當我們在拜訪完大使和當地的政府官員後，終於開始參觀要協助的醫院和診所。不同於台灣的醫療高樓，在這裡即使是最好的政府醫學中心也僅有五層樓高，而大多數的醫學中心，僅有兩層樓高，座落在這個地廣人稀、風景優美的國度，看起來更像是一個療養院。大多數時間病人會坐在門診外面等候診療，有時還會因為護理師的罷工（過高的護病比），病人們就會在門口大排長龍地等待。當走到R醫院的產房，伴隨著即將臨盆的孕婦，因產痛而獨自躺在產檯上，大聲的呼叫聲，督導指著產房外面的環境，略帶心疼地跟我說：「我們有機會看到從鄉下來到醫院待產的孕婦，在預產期一個月前，先來醫院待產，如果空間不夠，就會舖個毯子在地上休息。」

經過一個長廊，我們走到了將來我需要主責協助護理師組裝和使用正壓呼吸器的新生兒 Special Baby Care 的病房。映入眼簾的是一個非常老舊的房子，斑駁的牆壁，老式的窗子和家具，咯吱咯吱大聲作響的門，而護理師們正穿梭在五個小房間，做著各種治療。窄小的護理站裡，門的右側放著熱水壺，正在煮著護理師們泡咖啡所需用的熱水；門正對面的桌子，下面是一個沒有鎖的櫃子，護理師們會把電線、一些有價值又容易被偷的東西藏在裡面，一翻開櫃子，小蟑螂們就從裡面驚慌地竄逃出來。儲藏室也是護理師們的更衣室，裡面塞滿了各國捐來的物資，用黑色塑膠袋、紙箱裝著，只有護理長知道哪一個袋子裝著什麼，每當要使用到較少使用的醫療器材，就得問護理長。也由於儲藏間的門常常大開著，常有不速之客的小野貓們，會鑽進去翻亂器材。而重症病房由於沒有中央氣體，每一個嬰兒床前都放著我們一般瓦斯桶三倍大的氧氣或醫療氣體，這些都要由護理師搬進搬出。加護病房裡的媽媽們，要隔三小時進來餵奶和照護，而其他的病房，媽媽們都有一個小椅子坐在寶寶的旁邊進行餵奶、換尿布等基本照護，來補足 1:15 的高護病比所帶來的照護空缺。在這裡，由於醫療資源的有限，對一千克以下的病嬰是不會採積極地醫療，也就是在這個生產量龐大的國度，醫療資源只能先用在最有可能被治癒的孩子身上，而一千克是一個分界點。

「Maria，今天我們有一個九百克的小嬰孩。」某個早上抵達R醫院的Special Baby Care，衣索匹亞的主治醫師G迎面而來，指著加護單位裡的一個女嬰對我說。小女嬰微弱的小貓咪的哭聲，無力地向空中揮舞著的小小手臂，肋凹、呼吸急促都顯明孩子有著早產兒常見的呼吸窘迫。

看著這個比大老鼠大一點的小不點兒，我向不會說英語的媽媽比手畫腳地說明：「我們會把病嬰放在圍巢裡，讓小朋友覺得她還在媽媽的肚子裡，讓她可以慢慢成長；也會裝上正壓呼吸器來協助她的肺部打開，呼吸得更好。」雖然我的責任只是協助護理師使用正壓呼吸器（台灣國合會協助購買），但腦袋已經不自覺地開始飛快地運轉：除了呼吸的問題，小傢伙很可能會因為低體溫而致命，我該如何從成人加護病房借到廢置不用的保溫箱，好增加這個小傢伙存活機率？因為隨著冬天的逼近，病房新生兒的體溫已經讓我很不滿意，即使放上讓我們工作人員汗流浹背的大烤爐，但到了大夜班，早產兒中總會出現幾個低體溫，而這個九百克小女嬰，由於相對體表面積大，肯定會更需要保溫箱。對於台灣政府捐贈給加護病房的保溫箱如今廢置一旁，許多工作人員都有微詞，但就是一點辦法也沒有，技術員告訴我：「這就是史瓦帝尼！」

在請求醫療副院長協助後，和善的他表示：「已經和加護病房的主治M醫師聯繫，但需要新生兒科的G醫師和F護理長一起討論。」G醫師已委婉地表示不願意參與，我只好先獨自前往商借，M醫師說可以借，但是要等成人加護病房護理長回來才能借，雖然第一次的商借鎩羽而歸，但我已經看見一束曙光。第二天我又找F護理長一同前往，雖然在交談中，了解到原來他們和成人加護病房過去有一些不愉快經驗，F護理長也顯然很害怕和M醫師溝通，但身為虔誠基督徒的F護理長還是為了孩子願意一同前往。

「你們為什麼不來加護病房直接照顧就好，我把一個房間給你們用啊。」

當我們抵達成人加護病房，再度說明要借用保溫箱的來意後，M醫師開始咄咄逼人地詢問F護理長，讓本來就有點結巴的護理長，結巴地更厲害：「我……我們只……只有兩個……護……護理……理師，有三十幾……三十幾……個孩子要……要照顧，平常要……要互相……互相支援，如果……如果把　……把重症嬰兒……移到……移到這裡，那邊就……就只……只剩一個……一個護理師，要照……照顧二十幾……幾個病……病嬰，這裡離……離我們的病……病房有二百……二百多公尺，沒有辦……

辦法即時……即時支……支援。」

看著F護理長緊張又努力地解釋著人力不足的問題，心中對於這個溫和有愛心的護理長，除了不忍心，更多是佩服她的堅強和努力克服困難的勇氣。忽然想起了聖經中一個窮寡婦捐獻的事件，耶穌站在捐獻箱旁，看到窮寡婦投下了她養生的兩個小錢時，大大地讚揚她，表示她所捐獻的比起一個有錢人奉獻的大筆捐款更多。我彷彿穿越到耶穌的時代，看著F護理長向著拯救生命的奉獻箱，投入了她的恐懼和勇敢；投入了口吃和堅持；投入對早產兒深深的愛，我也彷彿看到耶穌在天上微笑著，說：「你投入的比許多有錢國家投入的昂貴醫療器材更多。」

當M醫師終於讓我們推回了這個髒兮兮的保溫箱；經過清洗、醫工的協助，九百公克的小女嬰終於入住了這個得來不易的保溫箱。堅強地熬過了黃疸、兩次呼吸中斷加急救，還有媽媽偶爾擅自主張地抱出保溫箱造成的低體溫，終於堅強地長到可以用針管餵奶的一千兩百公克。一天，我在早產兒房檢查病嬰時，忽然，她隔壁床的媽媽指著小女嬰的媽媽，用英文對我說：「她說妳應該幫她女兒取名字。」

看著我訝異的眼神，旁人連忙向我解釋這是媽媽想尊榮我的方式，於是我感謝了她，並在紙上寫下「Fortunate」（護理長的名字）和中文「嘉音」，意指「嘉基帶來的福音」。

幾個月前，長到一千八百公克嘉音已經出院了，但她走過的醫療痕跡已經深深印在我的心中。像泰瑞莎修女所說的：「我不知道如何拯救全世界，我只知道我救了第一個，然後第二個。」看著五個陸續借來、重啟的保溫箱，和安睡在裡面的寶寶，我知道這就是醫療的價值。

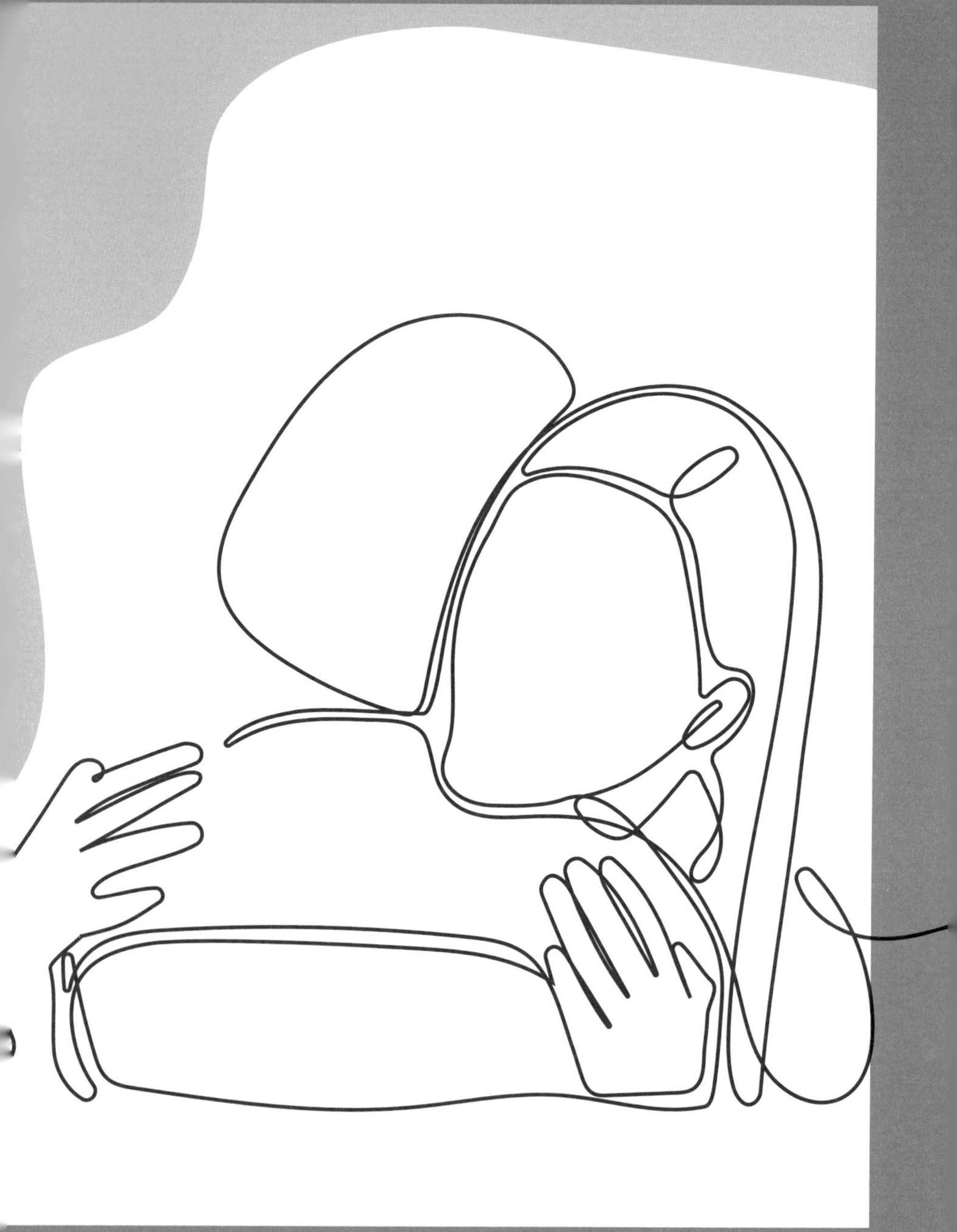

三部曲

弦外之音
——觸動的省思

01 讓自己沒有遺憾

吳伊純

一如往常，我接獲安寧共照護理師的轉介，計畫前往某外科病房進行出院轉銜安寧居家服務的會談。會談前，共照護理師便事先提醒我，病人張奶奶的主要照顧者是她的大兒子張大哥，他很介意向病人提起病情及接受安寧照顧的訊息。主要是因為臥床的張奶奶希望可以早點出院回家，所以張大哥仍然選擇接受安寧居家服務。由於不希望病人得知安寧療護的家屬很常見，所以我也沒有多想就前往病房會談。進入病房自我介紹後，張大哥馬上靠近我，低聲提醒——只需告知奶奶會去家裡看她就好。在簽署訪視同意書並取得聯絡電話後，會談很快就結束。

第一次家訪，張大哥進門就表示：「請幫忙評估我們是否有無照顧不妥之處即可，其餘的到房間外再說。」簡單的做完身體評估後，張奶奶便表示想要休息也不再說話，自進門都沒說話的張爺爺默默地移動到房內陪伴。離開房間，我有點挫折地詢問張大哥關於奶奶的反應，沒想到卻意外地引起大哥對住院期間不滿的情緒。

「我們本來都以為只是跌倒入院開刀，沒想到剛好發現癌症併多處轉移，開刀的醫師告訴我們已經是末期，就在大家還在消化這個壞消息，也還來不及討論該讓媽媽知道多少病情時，就來了一位安寧的醫師，直接問媽媽有沒有什麼遺憾和想做的事情？如果病危的時候要不要插管急救？這一切真的太突然。」

「媽媽本來就是話少有事藏心裡的人，她告訴我醫師這樣問，讓她覺得壓力很大，本來媽媽就不喜歡住院，之後媽媽更沉默了，只想著要出院回家。」

「說實在的，我沒有這麼討厭過一個人，可以說是恨那個醫師，他憑什麼在不了解媽媽的個性情況之下，就這樣讓她知道自己病重會死亡。」

「我希望之後的訪視，都不要再見到那位醫師。」

經過一段時間的情緒宣洩及沉澱後，我問了張大哥：「那麼，您希望之後的訪視，我能夠怎麼協助你？」

再來的幾次訪視，便以張大哥希望的——以奶奶主動提出的身體照顧需求為主。奶奶有時候也會拒絕，大部分的時間裡她依然沉默；訪視後也陪同張大哥及張爺爺聊聊奶奶以前生活的樣子，以及未來這段時間希望的樣子。這也才更理解奶奶是個很傳統的家庭主婦，靜默不擅表達，但心思細膩，多數時間為孩子和先生付出，即使病了也只想守在家裡，所以張大哥才會堅持以奶奶想要的狀態陪伴在家。而張大哥在幾次的訪視後，說話態度明顯放鬆，偶爾也會主動聊起生活中的趣事。

兩個月後，奶奶精神體力明顯衰弱，雖然意識清醒，但多數時間都在睡覺，我們都知道是時間接近了。期間也再度和大哥討論奶奶對自己的病況是否曾表達什麼或想做什麼，大家會不會有什麼遺憾？

「只要在媽媽離開前，她沒有說出口，那麼即使我們再親近也沒人能肯定她是否有什麼遺憾，其他家人是否有遺憾那也只有自己清楚，但我知道自己想做的是在所剩的時間裡盡可能地陪在她身旁，跟以前同住時一樣，而這會讓我自己沒有遺憾。」張大哥如此說。

在最後一次奶奶還能說話的訪視裡，奶奶說：「我攏知，無代誌。」我看著她，點點頭。我其實不太確定奶奶這句話是說給誰聽？我、大哥、爺爺，還是她自己？但我知道這句話確實讓我心裡踏實許多。某天，一個全家都在的假日夜晚裡，奶奶在大哥和爺爺的陪睡下，靜靜地離開了。

在照顧張奶奶期間，剛開始要理解及接收張大哥的情緒，確實花了很多時間，也不是沒有想過要替安寧醫師表達當初談話的用意，但後來多跟大哥接觸後，張大哥之前所說的：「這會讓我自己沒有遺憾。」這句話清楚地讓我知道只有守護媽媽不受苦，才是他唯一想做的事情，不只照顧媽媽也照顧自己。而如何定義遺憾、受苦，也不是案家以外的我可以認定的。

反覆思考著，在書上及臨床上所學到的對病人有益的事，是否真是病人需要的？在家中，雖然對病人狀況的照護相對辛苦，但如果案家都能接受並覺得這是他們想要的方式時，我是否需要制止或改變？這似乎沒有標準答案。但幾年之後的現在，我也逐漸習慣先以不改變家裡照顧的模式去提供協助，並努力在自己也能接受的狀態下取得平衡。因為我想，最終只有家屬會一直記得這段最後的過程。

02 眼淚下的聲音

林妙穎

炎熱的六月，一早，一如往常地點完班，大夜班的H迫不及待地跟我說起夜間她與病人的女兒起了衝突，原因是夜半時家屬按鈴要求協助拿便盆椅，自己有點遲疑的回應：「ㄟ⋯⋯⋯⋯，妳不知道便盆在哪嗎？」因為前一天自己有帶她去推了便盆椅，才會這樣回答。然而，家屬非常的生氣，情緒激動地在病房外罵她沒有同理心，指責她態度差，H感到非常委屈，她強調自己後來還是幫病人如廁，出來後，想跟病人女兒澄清，但沒想到病人女兒卻一直責罵她。

知道事情原委的我，覺得H受到了委屈，於是跟主治醫師說了一下，一起去查了房，進到病房內看到病人安靜平穩的側躺著，案妻坐於沙發上，此時女兒剛買了早點回來，醫師關心了夜間的情況，女兒很詳盡地說了，但未提衝突之事，過程中看得出女兒對父親的關心及擔憂。離開病室後再與醫師討論一下病情，我心裡想或許是家屬一時情緒失控，經過醫師的解釋及關心家屬情緒應該就能平復了。

快速地回到護理站，開始忙臨床事務，近中午時一抬頭看到了女兒，她說：「阿長妳有空嗎？我想跟妳聊聊。」啊——心想事情還沒翻篇。帶著她，我們坐在陽光灑入的會議室裡，她開始說起了與大夜班護理師H的衝突，表示當時病人要下床如廁，擔心自己無法協助至便盆椅，而按鈴請護理師幫忙，但未獲得立即協助，反而問我：「不知便盆椅在哪嗎？」她因此感到憤怒，且當請護理師協助翻身時，雖然護理師有問爸爸，爸爸表示不需翻身，護理師就離開了，難道她沒有同理心嗎？病人都躺到脖子歪歪了。過程中女兒不斷地哭泣，情緒憤怒的將手中的衛生紙揉成一團往桌上丟，我在想她怎麼了，在這麼深的憤怒下，她怎麼了。我靜靜地在旁陪著她，聽她似怒吼般的一遍又一遍敘說事情的經過，我等待她慢慢平緩些。

我問她：「我知道妳很生氣，妳可不可以說說除了生氣，妳擔心什麼？」較平靜下來的她，仍微微地啜泣著，她安靜地想了一下，說：「因為爸爸習慣下床如廁，但他現在沒力，我沒辦法獨自協助他下床，我很害怕爸爸跌倒而骨折。」我想那時無助又緊張的她，沒有獲得立即的救援，她氣自己的無力，更氣我們沒有及時伸出手幫忙，無視她的無助。我想在憤怒之下的她，最害怕的是父親若跌倒受傷，是因為自己照顧不好而導致的。此時對她而言，父親不能再受到一點的傷害，她要盡全力保護照顧好父親。

她說起了與父親的關係，因為她很早就離家工作、結婚，跟父親的關係並不親近，父親罹病確診到住安寧不到半年時間，病情變化很快，全家都知道時間很有限，很珍惜把握時間作四道，因此最大期待就是讓病人舒適好走，自己捨不得看到父親的痛苦。

她說：「與其說讓父親沒有遺憾，應該是說要讓自己沒有遺憾！想在爸爸最後這一段好好照顧他，也陪伴媽媽，因此工作請了長假。父親總是對外人很好，對家人不太好，但此次入院後轉變很大，對家人很溫柔體貼，所以自己更捨不得病人受苦。」原來不熟悉的照顧方式、病情變化的壓力，讓使出全力的她，情緒繃得很緊。

談了一會兒後，情緒回穩的她，能微微笑著分享這段時間的心路歷程，我從中理解更多她的情緒變化，都是因為她——很愛父親，她也一肩扛起了所有的決定，她要彌補很早就離家的失落，但時間卻很有限，她其實很著急，又肩負照顧全家之責，我理解了她的情緒與壓力。

結束談話後，我們走出依然充滿陽光的會談室，我知道她最需要我們照護上的協助，我也知道她已梳理了她的情緒，將內心堆滿灰塵的房間作了打掃整理，雖然可能無法煥然一新，但獲得些力量可以繼續往前走了。而我們就當個心大、姿態低、大耳朵的長頸鹿，繼續傾聽每個衝突行為背後的原因吧！

03

是否聽見，那無聲的抗拒……

林冠伶

在我們的傳統文化裡常提到「民以食為天」，台灣諺語也講「吃飯皇帝大」，在老一輩長者的影響下，耳濡目染的我們，有時與人見面的第一句話也不經意地會問道：「呷霸未」。這句在我們聽來親切又溫暖的問候，對於某些族群而言，卻可能成為一種溫暖卻沉重的負擔……。

在一次連假後返回工作崗位，交班時聽見熟悉的名字，九十幾歲的失智症奶奶又來住院了，這次依舊是老症狀進來，吸入性肺炎、呼吸喘、食慾差、發燒被家屬及外籍移工送來住院治療，唯獨不同的是，這次奶奶進來時多帶了一條鼻胃管。同仁交班表示因奶奶在急診時，家屬擔憂地向醫師表示：「奶奶已經好幾天食慾不好，進食量少，所以希望放鼻胃管讓奶奶能夠獲得足夠的營養，才有精神跟體力熬過這次的『難關』。」而住進病房的這兩天奶奶已自己扯掉鼻胃管三次，而其中兩次是在今天發生的，顯然地奶奶並不喜歡這條被迫多加附在她身上的管子，交班後巡房探視奶奶時，奶奶表情顯得很憂鬱，接連幾天持續進行抗生素治療。某天，治療空檔在用餐時聽見熟悉的鈴聲頻率，沒錯……叫人鈴響了，對講機那頭，傳來外籍移工慌張的喊叫聲：「小姐，阿嬤又把管子拔出來了！」掛掉話筒後，前往病人單位看到外籍移工手上拎著已被扯出的管子，在外籍移工激動地訴說管路被扯出經過時，奶奶臉上滿是恐懼。家屬之前明確表示過，如管路「不小心滑出」仍要放回去，所以依照流程告知的值班醫師協助放回鼻胃管，在放置的過程中起初奶奶不斷擺頭抗拒，接連兩次後，奶奶漸漸停止了掙扎，因發現異樣抬頭看了眼奶奶，發現她眼角泛著淚水默默流淚，而當下頓時被這畫面驚醒般，看著那眼角的淚水想著：「我們到底對這九十幾歲的老奶奶做了什麼？」隔天查房時，醫師向家屬提及這幾日奶奶放置鼻胃管後的反應及了解家屬對於鼻胃管放置的想法，奶奶的兒子說道：「奶奶年輕時就跟著爺爺辛苦地做農務、持家，因小孩眾多，空閒時就會去搓草繩、打零工，增加收入維持家計。直到年老，我們子女工作忙碌，還會幫忙帶孫子，有好幾個孫子都是她帶大的，老人家就這麼辛苦了一輩子。現在子孫都事業有成，也有不錯的生活條件，也希望可以給奶奶最好的，辛苦了一輩子，不想要她最後是餓死的。」這幾日進行的抗生素治療，奶奶並沒有太大的起色，且病況有走下坡的情形，醫師與案子女們開家庭會議討論後達成共識，給予少量點滴補充營養，若奶奶又再度拔掉鼻胃管，就不再放回。當晚，奶奶再度扯掉管路，這次在奶奶的臉上看到這幾日照護以來未出現過的微笑，是輕鬆、自在、沒束縛的。幾天後奶奶的病況急轉直下，安詳的離開了。在最後一刻，奶奶的女兒見過後表示：「媽媽的嘴角是微笑上揚的，就像睡著一樣。」

在臨床工作的這幾年，看過許多家屬對於病人的愛，全身插滿管子，臉部、身體腫得連家人都認不出來，病人痛苦含淚離開是一種愛；而整整齊齊、無多墜的管路設備、舒適安詳的離別也是一種愛；兩者間的抉擇及差距需醫療團隊協助溝通，或許可以免除許多最後的淚水。

04

啪嗟啪嗟的聲音 原來是為愛奔走

蔡旻樺

小夜的後半場，沒有此起彼落的護士鈴聲，靜得讓人感到安心。忽然，走廊傳來啪嗟啪嗟的走路聲，我停下了瘋狂打字的手指，不禁抬頭看，病人都在睡了，誰在那裡大聲的走路，打擾大家休息啊？咦，是阿興的太太啊！看著她出來倒開水、洗碗筷的，我壓抑著自己的不悅。後面的小夜生活裡，我繼續忍受那啪嗟聲……直到阿興出院。

阿興再次因為喘而入院，太太無微不至的照顧，每餐都準備豐盛的餐點、水果，兩個人坐在床沿說笑地吃著，看到這幕時我心裡暖烘烘的。但，下一刻健保床裡，阿興與太太用手機撥放鄉土劇，聲音大到間隔三間病房都聽得到，老夫妻的影視娛樂，正火熱著，出聲制止後，仍無法將音量調低，搞得隔壁床受不了。大聲播廟會的進香活動，站在門外的我，頓時只能無奈地感受吵鬧聲給我的震撼，跟瘋狂想壓抑自己不悅的情緒。當下，我與熱鬧的氣氛，是兩個世界啊！有時很氣惱阿興的太太，不管不顧他人需要安靜的休息，大肆的擴音講手機、大聲的播放鄉土劇、響徹走廊的啪噠聲，種種事情，讓我無法客觀地看到阿興太太的好與付出，也感受不到溫暖與愛，因此我總是語調冷淡，提供制式化的照護品質，甚至對那吵鬧的腳步聲感到極度厭煩，在他出院時，有鬆一口氣的感覺，我終於可以不用再聽心煩啪噠的步伐聲音了。

在阿興最後一次住院時，護理站的我，只聞其聲，不需要抬頭看，就知道阿興夫妻倆出來散步了，那啪噠啪噠的腳步聲，又……又來了。後續幾天裡，阿興的狀況越來越差，已經沒有力氣散步了，但他仍撐起身子，坐在床沿跟太太聊天，我的打擾讓夫妻對話中斷了，但我感受到阿興對太太的愛意，透過非語言的姿態持續濃烈的進行著，他會望著太太的臉，輕輕拍拍她的手，散發出只有他們懂的愛意與不捨。隔天，忙完小夜後半場，我來看阿興，太太不斷地問我：「為何會這樣？這次怎麼那麼嚴重，昨天他還說：『阿香，我這輩子最愛的是你，最放不下的也是你，你要好好照顧自己。』昨天他都好好的啊！怎麼會那麼快？……。」談話中，太太壓抑著情緒，淚水由眼角流出，我傾聽陪伴太太講述他們的曾經，以及阿興已經預料到這次生命終將到盡頭，已交代好兒女自己的後事，囑託兒子照顧好此生的最愛。看著這一家子的感情那麼地緊密、相惜、相愛，我心中的溫暖被點燃了，那個為愛奔走的啪噠聲，是對丈夫的照顧與不捨，是用心的陪伴，互相珍惜到最後。他們在可以表述的時候，不需要透過醫療人員的引導，就可以做到道謝、道愛、道歉、道別，訴說對彼此的愛與牽掛，希望遺憾可以少一點，那家庭的關係是很緊密，相依偎在一起的。我不禁佩服，曾經惹惱我、刺耳啪噠步伐聲的主人，她怎麼可以做得那麼好，那麼勇敢，在她身上看見觸動我內心溫暖的感動，好想再為他們做些什麼，但——阿興已經沒有時間了。

臨床上會因爲很多因素，讓我關閉自己的心，一昧地追求做完事情，平安下班就好，但長期下來，護理工作變成制式化的模式，少了觸動自己內心的溫暖，失去溫暖就無法啟動後續有溫度的照顧品質，難道那真的是我所想追求的嗎？溫暖人心的事，很難被發覺嗎？其實，就在於自己是否有用心看到那溫暖你心的感動；阿興的太太或許不知道這樣的吵鬧會影響其他人，她只是想好好的陪伴阿興，讓他在煩悶的病房裡，看著鄉土劇後大笑，讓阿興忘卻自己在病房裡，忘記身體的不舒服。最後彌留中的阿興，在太太跟兒女陪伴下出院，一路上家人輕聲呼喚、重疊又穩重的啪噠腳步聲，帶著他回到熟悉溫暖的家。

05 他抗癌，我反思

蔡慧蓁

「蕭大哥又來住院了。」我看著即將入住病房的急診名單，無奈地說著。這位臉腫到眼睛被擠壓到快睜不開的口腔癌大哥，幾乎都是因為相似的症狀反覆入院，不同的是症狀越來越加劇，癌症也越發難以控制。

裝了氣切的蕭大哥即使沒辦法說話，但他並未放棄溝通的權利，他的手指們熟練地敲擊著屏幕，盡力與醫療團隊表達對於醫療決策的想法以及抗癌過程中那些跌宕起伏的心思及情感。除此之外，雖然這樣的溝通方式相對緩慢，但旁人無法分擔他身體的病痛，也無法體會他罹癌的痛苦，這是他與我們交流心事的溝通橋樑。

有一天，夜班巡房看見他沒睡，沉默地坐在床上，雙眼空洞的直視著床尾像是在想些什麼，我問他：「在想什麼？」他看著我沉默半晌，拿起手機：「我在想我的病好像不會好了。」我看著他的眼、看著他寫的這句話，說不出鼓勵或是反駁他的話，他看我沉默，露出一抹苦澀的淺笑，繼續敲擊著螢幕：「我都知道，我怎麼會不知道——真的很累，如果可以，我不想再治療了。」因為太常入院，醫療團隊都十分熟悉他的抗癌過程有多辛苦，但我們都知道他堅持的理由是因為他年邁的媽媽以及有個五歲很黏他的女兒，所以他一直都鼓勵自己，只要堅持下去，一切都會好轉。但，現在他漸漸失去信心，因為他的身體不斷提醒他——生命快到盡頭了。

我看著他：「那你之後還有什麼打算嗎？」「好像也沒有了，也沒什麼遺憾，我知道我常讓你們很忙，不好意思。」打完他又對我笑了一下，我有點哽咽，但盡量不被他聽出來，說：「不會的大哥，你要繼續加油，好嗎？」他點點頭，我幫他關燈後離開病房。

工作這麼多年，聽過很多很多抗癌的故事，我以為自己已經可以很從容地聽病人聊這些心路歷程，但是這短短五分鐘的對話還是帶給我心裡不小的衝擊。可能在我眼裡，這只是我護理生涯其中的一則臨床故事，但卻是一位病人用自己倒數計時的生命在書寫的回憶錄。我常常因工作的疲憊導致同理心及耐心不足，有時覺得自己很麻木地在執行常規業務，因此可能忽略了許多病人發出——想傾訴的訊號。其實癌末者走到生命的盡頭，他們的經驗、視野與想法遠遠超越我們，癌末者才是執導自己死亡大戲的導演，所有提供照顧的人，包括醫療團隊與家屬，都需要持續學習傾聽病人的心聲，尊重病人的感受與想法，期許我能一直謹記並保持謙卑與同理的心去照顧每一位病患。

06 愛，超越專業

龔怡如

護理年資二十年，自覺琴棋書畫，啊——不是，是給藥、換管、舒適護理樣樣精通。今天將去安寧居家訪視一位罕病末期併呼吸衰竭的二十歲男孩，出發前的病歷閱讀，了解這個家庭除了病人外，他的弟弟也在幼年時確診罕病，現皆呈植物人狀態，單親的媽媽為主要照顧者。今天也是需要幫病人更換鼻胃管的日子，更換前媽媽就提到：「你應該放不進去……，不然還是讓你試試好了。」我當下心想我怎麼可能放不進去，別傻了。隨著時間一分一秒的過去，鼻胃管反覆的推入、拉起、旋轉……，果真放不進去。隱形的汗珠豆大的落下，最後只能拜託媽媽，看著她輕鬆、瞬間的放入，我無言了。

第二週的家訪，一進入案家發現已有兩位居家服務員在裡面協助，而媽媽則坐在客廳雙眼無神，靈、肉分離的被電視看著。媽媽數度提起已好久不曾一覺到天亮，她說：「因為哥哥熟睡時，心跳和血氧會下降，所以都要帶著血氧偵測器，當數值下降，機器就會響，必須馬上爬起來叫醒他，這樣的情況，一個晚上會反覆發生數次。」我心想，依病人的身體狀況已經是末期階段，確實隨時會走，不戴血氧偵測器在睡眠中安詳離開，不也是一種善終？媽媽怎麼那麼擔心呢？試著對媽媽問起心中的疑惑，媽媽停頓很久後，深深看了我一眼才開口說：「哥哥之前都在南部醫學中心就醫，和醫生都有共識不氣切，因為氣切也不會讓他的病好起來。」我點點頭表示認同，媽媽接著說：「這次住到這家醫院的加護病房，我跟他們說不做氣切，他們一看見我就會把臉轉開，說我是要讓我的孩子活活喘死，太不人道……。但是你看他的弟弟，幾年前他去另外一家醫院，醫師說要氣切我們就讓他做，結果那裡的志工居然當著我的面說：「我是狠心的媽媽。因為捨不得放手就讓自己的孩子氣切留在身邊。你可以想像嗎？如果孩子在睡夢中走了，別人會在背後怎麼說我？當媽媽的居然睡到連孩子走了都不知道！」看著媽媽平靜的臉上，努力掩飾受傷的心情，我整顆心往下沉，明明為孩子奉獻所有，但旁人依自己的價值觀說出的話，居然會有那麼大的後座力。後來我決定我與人相處要——多聽、多做事、少說話。

第三次的家訪，耳邊聽著媽媽訴說照顧孩子的日常，做不完的瑣事導致白天也無法補眠。於是我自告奮勇，接手將藥丸磨成藥粉的工作，想讓媽媽多點時間休息。萬萬想不到這又是一個打擊自信的開始，媽媽拿出兩兄弟的藥盒，一天就需吃五次，每個藥盒都有十幾顆。媽媽一邊示範一邊說：「藥丸要看準中間大力壓下去，但不要讓它跳出來」、「藥粉要磨很細很細，不然會塞住鼻胃管」、「這樣不夠細，那個糖衣還看得出來」、「研缽裡的藥粉要先用小湯匙輕輕的、慢慢的舀到藥盒，再用消毒過的食指將殘餘藥粉刮到藥盒」、「不能讓藥粉飛散太多，藥量不足會導致他們抽搐……」半個小時過去了，我居然磨不到三包藥。

其實照護他們的過程，我有如踏入另外一個世界，我所認知、我所想的都一點一點地瓦解，我的人生準則更正為——謙卑、謙卑再謙卑，渺小、渺小再渺小。

07 當我成為加害者

王品璇

「無愛啦……無愛你欸毒藥。」小愛眼神驚恐的說完後，將被子摀住了頭，生怕護理師把棉被拉開似的，把被子拉得緊緊的。

在精神科病房中，大夜班除了時刻注意病人夜間、晨醒步態、提供易觀察的環境外，對於常有睡眠問題的病人，適時依醫囑給予 PRN 助眠藥也相當重要。小愛診斷為妄想型思覺失調症，因高跌風險，夜間安置大廳，服用睡前藥後未入睡的她，旁若無人的在大廳裡跟幻想中的老公話家常，身為維持秩序的風紀股長，我走到小愛旁邊說：「現在是半夜一點，你看旁邊的病友也睡了！趕快睡覺！」小愛聽到後看了我一眼，便趕緊閉上眼睛並停止自語。

一小時後，小愛欲起身如廁，許是不會使用床欄而直接翻身下床，讓一旁的我嚇得趕緊扶她，當下小愛的肢體僵硬了一會兒後繼續移動。因為小愛上半夜都沒有入睡，因此如廁後，我問：「你這樣都沒睡，醫生三點以前有開一顆幫助睡覺的悠樂丁，你要吃嗎？」小愛顫抖地說：「無愛啦……無愛你欸毒藥。」眼神驚恐、身體在被窩當中因害怕而顫抖，回想起剛剛被觸摸而僵硬片刻的肢體，我沉默了片刻，我想……我成為了小愛被害妄想的對象！我默念課本關於被害妄想的知識「被害妄想無法澄清」後留下一句——「沒要緊，今罵兩點半，緊睏！」轉身回到護理站與學姐討論，學姐也教導我因應的方式——「當成為妄想對象時，應避免主動接觸」，也很肯定我當下沒有站在自己的角度，強迫病人服用助眠藥。

後續每當查房時，聽到護理站門鎖轉動的聲音，小愛便掀起棉被一臉防備的看著我，直到我巡視完整個病房回護理站後，方才緩緩閉上眼睛，想當然整晚沒睡的她，早上滿臉倦容，眼睛布滿血絲，卻仍堅持透過玻璃窗盯著我的一舉一動。放假後回來上班，聽著小夜班交班說小愛的妄想內容後，才知道對她來說，我可是一個不讓她睡覺的加害者，是個十惡不赦的大壞人：拿球丟她、彈她頭、拿水槍往她耳朵射水，甚至是睡覺時勒她脖子、用棉被蓋住她不讓她呼吸等，當其他護理師照顧時，夜眠中斷後小愛都能安穩入睡；當我照顧時，中斷後就防備地盯著護理站。面對如此固著的妄念，精神科藥物對她的幫助有限，但至少幻聽出現的頻率相較入院時已下降許多。

平時對於出院的病人，我都會像擔心孩子要去外地工作的媽媽一樣，叨念著「好好吃飯」、「照醫生說的時間按時吃藥」、「下次回診時間是幾號和星期幾」、「走路要注意，頭暈就坐一下，不要馬上起身」。但對小愛而言，我是加害者，因此我不敢說「要按時吃藥」，就怕她會認為是毒藥，最後我只能無力的目送小愛回家。

往往我好奇只有病人自己能理解、觸及的幻覺、妄念，而樂意花時間和病人會談並一起討論轉移注意力的方法，但當成為病人妄想對象時，才知道這樣想靠近卻不能、被防備對待的無力感有多重。這經驗十分可貴，比起書上冷冰冰的敘述，親身體會更有感觸！也更能提醒自己並不是一味地提供自己、釋出善意，而是在面對不同的病人時，要有個別性的應對措施。接下來的我，也會繼續把臨床上的老師——病人們給予我的經驗持續地累積、記錄，繼續在臨床上學習！

08 那道光

鄭芸菁

「從事醫療行業，不擔心找不到工作、薪資待遇又穩定。」這是媽媽當年給我懵懂無知的未來人生所提出的建議。想不出我能做什麼、又或者我可以做什麼，於是乎，對護理完全沒有熱忱的我踏入了護理專業。當翻開護理書籍的第一頁，便開啟了不一樣的人生章節，完成了七年的學業，懷著忐忑不安、戰戰兢兢的心迎接屬於我的護理生涯。依稀記得，小時候，跟著姊姊玩著醫生跟護士的遊戲，總覺得打針吃藥，就像是喝著果汁、吃著糖果，很歡樂！

初到醫院報到，刺鼻的消毒水氣味、冰冷的空調以及穿梭在醫院裡人來人往等待救贖或重獲新生的人們，不禁和小時候的歡樂想像形成了強烈的對比！

實際接觸臨床後，才能真正的體會——「生命」，絕對不會是像遊戲那般單純！

在某一年，我的爸爸車禍，右腿粉碎性骨折開刀住院，清晰地記得他身上的每一處撕裂傷以及數不清的縫線，每每換藥的時候，他疼痛不已的表情及哀嚎聲，都讓我倍感心疼及不捨。在我眼中的爸爸，是個活潑、外向、熱愛結交朋友的個性，住院期間，行動無法自如，花了好一番功夫才能顫顫巍巍的挪到窗戶邊，看著窗外忠孝路上，來來往往的車子、好市多的戶外停車場，滿了又空，空了又滿、白晝又到了黑夜，這——似乎成了他不用仰賴他人唯一能做的事情。恢復期需要一段時間，復健的路也顯得漫長，逐漸地，爸爸話不多了，笑容變少了，脾氣變差了，身形也越見消瘦，身體上的病痛似乎吞噬掉他原有的樂觀。在這期間都是媽媽向公司請假在醫院照顧，身為護理師需要輪三班的我，只能在上下班前後又或者休假日去陪伴，減輕媽媽的壓力。某一天，媽媽需要回去公司處理業務，就由我暫時照顧爸爸，還記得那天，爸爸想要上廁所，我便攙扶他到便盆椅上，而我則拉上圍簾在外等待，時間過了許久，遲遲等不到爸爸的叫喚，探頭進去看，爸爸靜靜地坐在那便盆椅上。在臨床為病人換尿布、擦大便已經習以為常的我，下意識的就要開始幫忙擦屁股，然而爸爸推開我的手，多次嘗試想要自己站起來，我試圖作勢要將爸爸攙扶起身，他又再一次地推開我，倔強的坐在便盆椅上，淡漠地說要等媽媽回來！

那一刻，我終於明白，爸爸是在捍衛著最後一絲絲的尊嚴。我拉上椅子，靜靜地坐在他身旁，彼此沉靜了許久，才緩緩開口說：「在醫院裡，我看盡各式各樣的人事物，經歷了生老病死及親情的冷暖。作為護理人員都能感同深受，當家人病痛的時候，無法時時刻刻陪伴在旁，仍需堅守自己的崗位及職責，照顧著那些素未謀面且沒有任何血緣關係的患者。而在家人最脆弱、最需要我的時候，你的拒絕，無疑地讓我倍感難過。

人生中一定會面臨到沮喪與無奈，或許有時會氣憤自己現階段的無能為力，但我相信病痛有一天會好的，就算不是今天也沒關係，因為明天還是會來，知道今天的自己努力過了，這也就夠了，要留給自己一點信心，也要給自己一些時間，有些過程，需要時間慢慢來。」

這一次，爸爸對著我露出一抹微笑，牽住我的手，緩緩站起身！

隨著時間過去，看著爸爸拄著助行器慢慢地站起來，一步兩步緩慢的踏出病房，儘管踏出的每一步，都是那麼步履蹣跚，即使復健之路如此艱辛，家人的陪伴跟鼓勵，都是爸爸堅持的動力。看著媽媽陪著爸爸走在漫長走廊上的背影，我想這就是最簡單卻又不平凡的幸福！

歲月總是悄悄的，無聲無息地走過，日復一日、年復一年，踏入臨床不知不覺一晃眼就邁入了第十三個年頭。在臨床這些年，陪伴無數個家庭經歷家人生病及家屬照護的過程，更能深刻體會到在每個人、每個家庭的背後，都深藏著許許多多我們所不知道的故事。臨床工作雖然非常忙碌，但從中讓我成長，學會懂得表達及賦予愛與關懷、同理以及傾聽，對我而言，每一天都是新的學習、每一天都是新的挑戰，每一天都是新的開始！

「在病人的身上，我們看見了自己的責任。」本著「愛人如己」的心，我們認真對待每一位患者及家屬。當我感受到那握住雙手所傳遞而來的溫度，當我看到患者展露的笑顏，當生命得以健康永續，這些時刻都充滿著無盡的溫暖。那麼，辛苦就似乎不再那麼重要。護理，就像陽光一樣，可以光明照耀、可以溫暖人心。未來的每一天，我依然會繼續用愛多走一哩路！

09

您是我心中的英雄

汪怡慧

四月天，天氣有如春暖花開，處處充滿生機盎然，就是在這麼有朝氣的日子，阿里山竹林發生了火災，而八十多歲的阿賢就是為了救火，昏迷受傷送來醫院，右手嚴重燒傷，入院先去開刀房接受清創，而後轉入病房。

對阿賢的第一印象，就是健談、朝氣有活力，對治療配合度極高，而隨著傷口癒合不佳，需要面臨右前臂截肢，阿賢一度希望能好好保留右手，免於截肢，畢竟活了大半輩子，右前臂卻在瞬間被切掉，一切生活自理似乎回不了原點。但在醫師的解釋及家人的勸解後，不得不接受右前臂截肢的結果，可以看到阿賢情緒低落，時常感嘆，如果不要這麼雞婆去救火，手就不會受傷，也不會截肢。而陪伴在旁的我，卻也只能安慰他，因為他的熱心，火災沒有造成太大毀損，因為他的見義勇為，不僅是村裡的驕傲，也是我心中的英雄，希望他能振作，趕快好起來。

住院期間，看到阿賢因為傷口太深，反覆地進進出出開刀房，做清創手術，疼痛感也慢慢增加，絲毫沒有遞減。看著阿賢配合治療，卻總提不起精神，似乎每日的換藥，已經漸漸摧毀了他的意志力，與他打招呼，不在像從前這麼有朝氣、活力，更常聽到阿賢嘆氣說：「人真的不要太好心。」聽到這句話，心裡就會想阿賢心中肯定充滿了許多後悔的心情，想著當初為什麼要雞婆去滅火，導致現在要在這裡受苦，但也只能鼓勵他說：「你是村裡的英雄呢！」阿賢笑了笑，並沒有回應我們的鼓勵，但雖然沒有多做回應，所有的心情全部都應正在臉上，我看到了他許多的後悔。

在燒傷中心遇見了許多病人，從阿賢身上讓我深刻體會到，他的堅強、樂觀，慢慢的被治療摧殘，治療期間也為他鼓勵打氣，陪伴在旁，時常協助他撥打視訊電話與家人及教會朋友聯絡，藉由家人及朋友的關心讓他的意志力一點一滴的燃起，看著他由原本的需要護理人員協助餵飯到自己使用左手練習吃飯，一步一步地進步，總有一天能回歸自理生活。希望到時他別忘記，因為他的捨身救火、見義勇為，永遠是村裡的驕傲，也是我心中的英雄。

10 堅強

洪詣婷

「你今天上哪？」「我上特區啊，這陣子疫情回流，確診人數那麼多，今天可能又要關在裡面了。」疫情雖然已經開始慢慢解封，但是醫院確診病人仍需要被隔離，不能與一般病人同住。一到隔離區我就開始著裝，規定的防護裝備，兩層隔離衣、手套、鞋套、面罩及N95，那天學姐交給我兩位病人，一位是八十幾歲臥床的阿公，一位是照顧阿公約三十歲的外籍看護，我說：「看護應該醫師看完後，開藥就可以去隔壁照顧阿公了吧？」學姐說：「沒有喔，看護照完CXR懷疑有肺癌。」我說：「認真？他才快三十歲而已欸！」學姐說：「真的，他待會兒要排 CT，就會確定是不是真的有肺癌！」

交班完，我進去負壓艙量生命徵象，關心一下病人目前的情況，還好看護中文不錯，可以溝通，「醫師有跟你解釋報告嗎？」「有啊。」「你還好嗎？」「一點都不好，我快難過死了，我不知道現在該怎麼辦才好。」外籍看護開始啜泣，「沒事啦，先不要想太多，我們待會還要去做檢查啊，現在是懷疑而已，等檢查完確定再說嘛，先不要難過啦。」外籍看護才開始慢慢收起眼淚，等待 CT 的途中，我在護理站聽到外籍看護在負壓艙內持續地啜泣，打電話給朋友，說著我不懂的語言。我內心想著他孤身一人來台灣工作打拼，在疫情下照顧確診病人，結果自己也不小心染疫，陪著一同來掛號看病，想說能拿一些口服藥物回家緩解症狀，結果沒想到卻忽然發現罹患癌症。在我思考的同時，電話聲響了，「確診病人的 CT 可以送囉。」我聯絡警衛協助管控往CT室的路線，警衛大哥很快地就來到負壓區門口，我走進負壓艙，對他說：「我們準備去做檢查囉，用走的可以嗎？」外籍看護收起電話，一把鼻涕一把眼淚地擦乾說：「好。」CT做完我帶她回去負壓艙，跟他說：「你先休息，報告出來看如何，醫師會再過來跟你說報告。」他回答：「好。」

CT報告出來了，果不其然，確定是肺癌，事先得知到答案的我，不知道外籍看護本人聽到這個答案會不會更加地崩潰。醫師走進負壓艙向外籍看護解釋報告說：「你的電腦斷層出來了，確定是肺癌沒錯，會建議你先住院治療。」外籍看護應該是做好心理準備了，沒有像剛剛一把鼻涕一把眼淚的流，反而露出堅強的眼神，也許是朋友為他啟發了不少，也許是他自己接受了事實，不管是什麼理由，我都認為他能在這短時間接受這項事實很偉大，畢竟他年紀還輕。

病房通知可交班上樓，我一樣聯絡警衛管控路線，警衛大哥一樣很迅速地來到負壓區的門口，上病房的路上，我詢問外籍看護：「你現在還好嗎？」他說：「我還是覺得很難過，我以為這只會出現在電視上的事情，沒想到會發生在我身上，但是我覺得既然發生了，我還是必須去克服及面對它，不能被它打敗。」我推著輪椅沒看到他的眼神，只能從語氣中感受到他一絲的堅強。到病房後，他很開心的跟病房護理師打招呼，跟我先前看到一把鼻涕一把眼淚的他，完全不一樣。

每天上班，打開版面看到下一位新病人的主訴，再看看病史，除了三高已經是現在國人常見的疾病之外，十個病人裡面至少會有六或七個罹患癌症，而且歲數正在慢慢遞減，趨漸年輕化。每當看到年輕病人身上因為化療而導致落髮，因為癌症疼痛加劇難奈掛急診，內心都會為他們感到難過，希望注射嗎啡能解緩他們身上癌症的痛苦，雖然只是一時的，但是我覺得至少舒緩。在急診上班送進來的病人有時發生的事情都是突如其來的，我有時也會想，如果發生在我身上，我有辦法這麼快的釋懷及接受事實嗎？這次遇到的外籍看護，雖然接觸時間不長，只有幾小時，但是在這短暫時間內，讓我看到了他對於疾病所展現出的堅強，期許自己也能像他一樣，遇到事情坦然面對及接受。

11

此刻，我不是護理師，而是家屬

王姿盈

依稀記得那天夜晚，滂沱大雨被倉促的來電鈴聲，劃上休止符，一路狂飆醫院，狼狽到了加護病房門外，映入眼簾的是——

「妳的父親狀況很不好，妳要有心理準備。」

此時，片刻都像一世紀般難熬，一瞬彷彿是根根針刺上心頭，時間滴答滴答地流失，永無止盡的焦慮感讓人窒息。就在這時候，照顧爸爸的護理師小美走了出來，並帶我進去探望爸爸。

這裡不見天日，每天能探望的時間只有半個小時，我曾想——是不是一走了之帶走爸爸。「若妳帶著爸爸回家，妳看著他喘不過氣的樣子，妳會更不捨。」小美說道。我不想認同，小美暗示的事情——爸爸已經接近死亡。

爸爸躺在病床上，身上插著許多管子，從頭到腳，數不清的導線，但爸爸看似沒有知覺。小美說：「爸爸沒辦法配合呼吸機，用了止痛藥和鎮定劑，看著旁邊的機器，彷彿兩棵聖誕樹般高聳，她接著有耐心地告訴我，這是升壓劑、止痛藥、營養針……等。」耳邊傳來「噹噹噹」、「滴答滴答」的警報聲響，剎那間，時間靜止了，我腦袋一片空白，眼神迷茫，耳朵轟隆轟隆聲乍起，眼淚不自主地落下。

小美為我拉上圍廉、準備衛生紙，並拉了椅子給我坐，溫柔地提醒我，椅子有滾輪，深怕我跌倒。

此刻，小美正在為爸爸做治療，她洗淨雙手後，俐落地準備好治療盤，確認護理工作車乾淨，以防感染，接著迅速消毒手上的針劑，打入生理食鹽水，抽出些許空氣後，針劑內部產出了一些氣泡，接著小美將針劑握在手心裡搓揉，直到氣泡完全消失。小美再次迅速消毒針劑，並以空針抽取藥物，加入爸爸的聖誕樹裡面。此時，聖誕樹並沒有發光或帶來希望，但我知道那能讓爸爸減輕痛苦、爭取時間，哪怕只是一點點……。

「爸爸今天有洗頭喔！」小美說道。

雖然爸爸理了個小平頭，我還是希望他能每天洗頭，便留下了錢，交代小美。果然，容光煥發最適合形容現在的爸爸，但我彷彿聽見爸爸起身叨念我：「傻孩子，頭髮這麼短，還花錢洗頭。」

「對！我就要讓爸爸洗頭。」我低聲呢喃。

儘管生病臥床，爸爸仍保有尊嚴、完整的身軀；儘管藥物讓爸爸看起來水腫、蒼白；儘管那雙大手觸摸是那麼地冰冷，他仍像大樹般撫慰我、照耀我。我靠在瀕死的爸爸身旁，聞著爸爸那雙大手的味道，混雜著些許菸味和藥水味；此時，媽媽卻從包包中掏出護手霜，不停搓揉爸爸的手。

「這是大人味啦！」我又聽見了。

「現在分明是護手霜的玫瑰味。」我心想。

我們四目交接，會心一笑。

爸爸還在記恨我，每天唸他要戒菸嗎？

閉上眼，爸爸換上最愛的西裝，禮儀師鞠躬後，電梯門關上的那一刻，答案不言而喻。

「回家了，爸爸。」我緊牽這雙大手，堅定不移。

現在回想起來，我彷彿親身經歷這一切。有時候，甚至常覺得自己不是護理師，而是家屬。曾馨慈說：「若是一位醫療人員不再為死亡哀傷，我想，他也許只能稱為一具會處理病患的機器。」護理師陪伴一個人經歷生命最脆弱的時刻，並擁有愛一個陌生人的能力，而所有悲傷與無奈，都會成為滋養這份愛的禮物，雋永傳承。

12

護理情——轉化的信念

徐書儀

「不准妳讀護理，那是沒有用的工作！」

從不說重話的外祖父，憤怒地對我吼著。無視長輩建議，貿然決定人生方向，在那個聽話的年代，是一種忤逆，也是一種背叛。

轉眼間，這已是二十多年前的場景，而我仍是一位護理人。從急重症到腎臟替代療法，再到腫瘤研究護理，或許是照護領域的特性使然，遇到病患多半灰心、哀怨或憤世，難有歡樂結局。印象深刻的病患不在少數，一位慢性阻塞性肺疾病的六十多歲老伯，每一次急性發作都是自己搭計程車來急診，住院、用藥、打針、肺部復建到出院，從來只見他一人身影。每次出院都會站在護理站，向我們大聲道謝同時發誓永不再見。但就如同多數 COPD 患者，這誓言不到一季必然要反悔一次，數年如一日。問他怎不見家人陪伴？他說：「妻子已經不在了，而孩子都忙。」慢性病房老掉牙的際遇，沒人放在心上。某天老伯又來了，然而這次不是急性發作，他嘔出大量血液被嚇壞的里長送進急診，肝癌末期。怎麼可能？一年進出醫院數次之人，怎麼可能走到癌末卻渾然不知？老伯迷迷糊糊地說他不要住別的病房，他要胸腔科病房，他要住在家裡。這回好多人都來了，教授、檢察官，甚者遠從美國和義大利飛回，都是他的孩子，成就非凡到令我們驚奇。更驚奇的是，沒人知道老伯每兩、三個月就得為了呼吸順暢來醫院報到一次，至於腫瘤末期？所有的孩子滿臉錯愕。老伯曾說過：「一個人活著真累……。」看我們緊張地搬出自殺預防手冊，老伯笑說他才不會自我了斷呢！他怕痛。現在回想，對於自我了斷這件事，或許老伯早已盤算妥當，只是沒人察覺他選擇的方式不同於一般。家屬無法接受，質疑醫療人員早知老伯罹癌而不提供治療——「這是間接殺人！」我們能夠理解家屬痛苦，但這樣的指控太殘忍。如此發展，有禮也講理的老伯應該始料未及吧？

有時我們面對的不僅是病患病痛，而是家庭情感結構，如此責任實在龐大。不友善的工作環境，職場衝突與醫護病關係緊張，堅守護理崗位是一種奢求。陪伴病患與家屬走過病程不是一件簡單的事，有時短暫，有時漫長，無論時間長短，總是能看到人性。有時為了家產利益，扯了我們一身狼狽，偶爾吝於說出感激，也忘卻我們應得的尊重，更多時候對我們的付出——視而不見。但我們無須跟隨她／他們失序的情緒走向偏處，偶爾記起選擇護理的初心，是無奈也好，是抱負也罷，轉念將雜亂情結揉順為單一而純粹的理智線，釐清讓我們恕不可遏的到底是什麼？事實上護理生涯有許多感動時刻，是不值得被推翻的。誠實地反思被隱沒於最深處的信念，或許能支撐著我們繼續再走好幾年。

時間拉回二十年前，吼我卻仍支持我的外祖父準備離開了。

我好抱歉在他生病時只是個小護生，無法為他做更多。但他似乎不以為意，交代著：「要學就好好學，不停地學，妳碰的是生命。」好一段時間，總帶著遺憾在執行護理工作，不由自主地想彌補些什麼。慶幸的是，這隱晦的脆弱引領我走向堅定，我相信他老人家說的對，永遠都需要學習，因為我們面對的是——生命。

轉眼間，二十多年過去了，而我仍是一位護理人，共勉之。

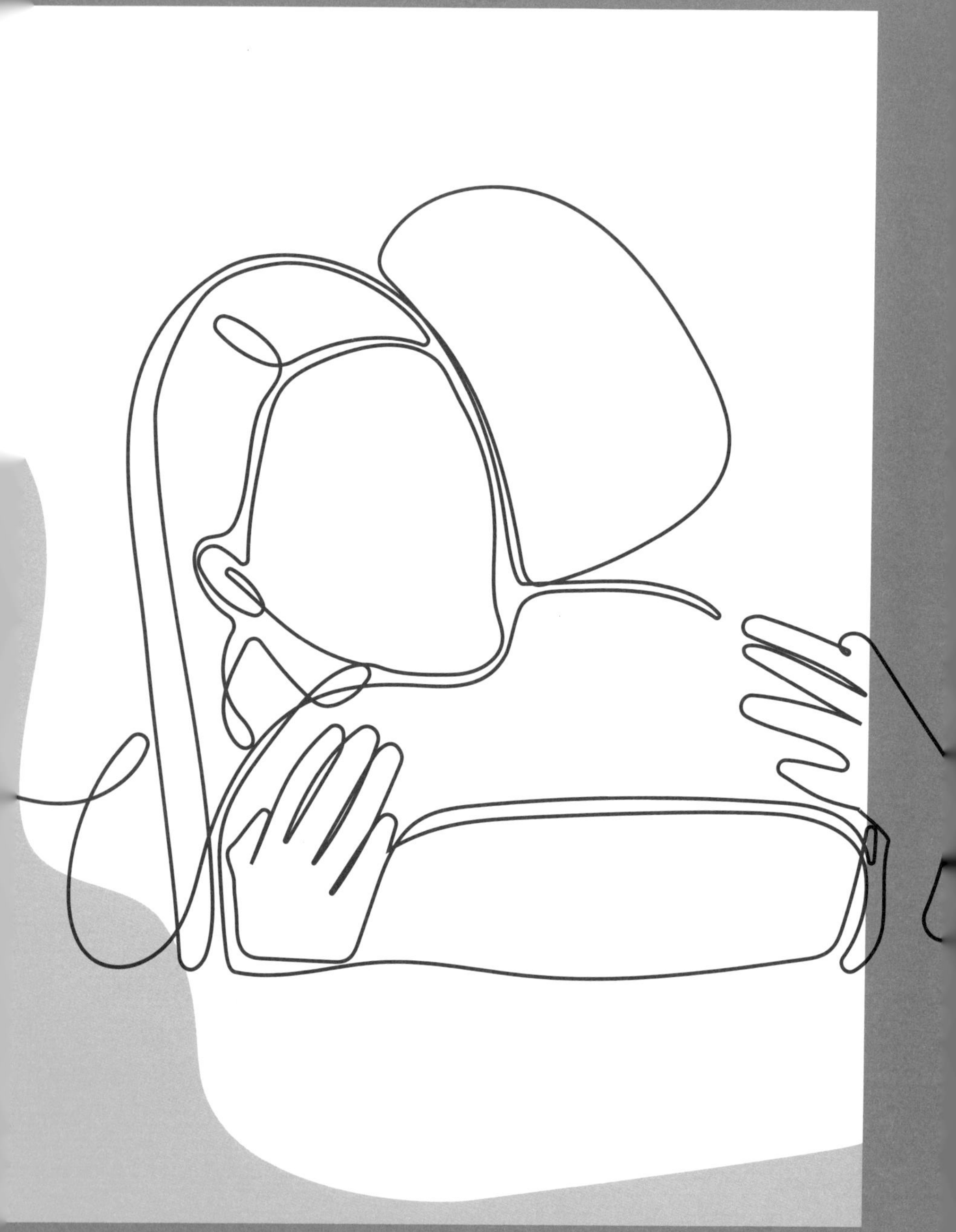

終部曲

最後一哩路——臨終陪伴

01 媽媽不要哭，我愛妳

吳姿萩

第一次看到他時，像是小 baby 一樣安靜沉睡著，小小的臉龐戴著呼吸器面罩呼吸，很難想像已經是位二十三歲的大男孩了！因為罹患小胖威利症候群關係，有著吹彈可破白白淨淨的皮膚和肥胖軀體外觀及不對等的小手、小腳，兩顆黑溜溜眼珠子轉啊轉，不時地搖頭，好像在抗議一樣，表達著我不要了啦！

媽媽是主要照顧者，當她看到我們自我介紹是緩和團隊醫護人員時，臉上是一抹無奈的微笑，媽媽悠悠地說著：「豪豪出生六個月大就發病了，他的同卵雙胞胎弟弟一歲大發病，在國小五年級就過世了。後來又生了弟弟和妹妹，還好都健康。自從兩兄弟發病後，我就全心全意照顧他們，都是我自己慢慢地餵吃東西，流出來了再擦掉就好了。我都跟我先生說我都沒有朋友了啦（苦笑）！在他們還小的時候，我們會出動三台輪椅一起去玩（豪豪、豪豪弟弟、豪豪阿公），但當他們越來越大，抱不動時，就很少出去玩了。我們會在家裡聽歌，豪豪聽到喜歡的歌就會一直笑，這樣照顧下來也二十二年了，真不知道是我陪伴他，還是他捨不得我哭，所以是他陪伴我二十二年。媽媽邊說邊嘴角揚起微笑，此刻她的笑容很溫柔，安心地跟我說平常相處的點點滴滴。但當說到自從去年九月確診新冠肺炎後，睡眠時間開始變長，現在又因無法自主呼吸，需要使用呼吸器。這讓她時而感到憂心忡忡，既擔心豪豪受苦，也擔心經濟壓力會壓垮一家子。說著說著豪豪媽媽哭了，豪豪仍是使勁搖著頭笑著，彷彿在跟媽媽說：「媽媽不要哭，我愛妳。」當下，我不知道我能說什麼話安慰她，但我給了豪豪媽媽一個擁抱，謝謝豪豪媽媽全心全意的愛和付出。

再次看到豪豪時，已經是在安寧病房的時候了。這次的病況很危急，隨時都有可能面臨死亡，尤其是在母親節前夕更是倍感悲傷。二十二年來的母親節，豪豪一直沒有機會好好地跟媽媽表達愛與謝謝，所以緩和團隊準備了花束和手寫卡片，還準備這首歌「為我勇敢的媽媽」送給豪豪媽媽，有一段是這樣唱的——

妳總是照顧全家也要記得休息啊，妳不用一直刻意表現自己很堅強

當你感到疲憊　讓我抱妳一下

謝謝妳陪我長大　我的媽媽

豪豪終於有機會跟媽媽說——謝謝和我愛妳。臉上是如此的平靜，豪豪媽媽落淚摸著豪豪額頭，溫柔輕聲的說：「豪豪，你累了齁！你是不是

覺得很辛苦，好啦！媽媽放下了，你要乖乖的，不要那麼辛苦了唷。」

隔天豪豪離開了，但愛一直都在，美好的畫面也一直在回憶裡！

臨床上看過很多老病死，好像是習以為常了。內心不再常有悸動，你需要什麼我就給你什麼，很制式化地工作著，但往往無法觸動到病人家屬最深層的那面，反思自己是不是能夠再柔軟些？每位病人都是我們的老師，能夠帶著我成長，回憶不再是回憶，而是一種養分，把回憶化成愛，繼續散播出去，才是我們的初衷。

02

勇氣下的無憾

林妙穎

二零二零年的冬天，忙著自己論文的收案，約喪親家屬訪談填問卷。經過幾番波折後，好不容易與陳阿姨聯繫好約在麥當勞碰面，那天下午因工作而遲到的我，陳阿姨有點不太開心，這個不太好的開始，讓我有點忐忑不安。

在音樂及周圍吵雜環境下，開始了今天的訪談。陳阿姨說起先生治療經歷的辛苦及疾病變化速度很快時，眼淚不斷落下。她說起先生最後的那段日子：「我先生個性就是這樣，不太愛講話（他永遠就是惦惦），事情總往心裡藏。在他還沒進安寧前，他不曾直面『死亡』這兩個字。因此當初要談『放棄急救』那很困難，他都知道，但他不談死。我擔心他會有遺憾，一直問他有沒有想做的事，我希望可以幫他完成想做的事。」所以阿姨那段時間很焦慮，擔心來不及。

而持續惦惦的老師，直到了他要走的前兩週，似乎意識到自己時間有限了，開口跟陳阿姨說他要辦退休，阿姨跟老師說：「你為什麼想要辦退休，若你是擔心錢的問題，我不要你再煩惱這個。」老師沉默了一下說：「因為我現在是請假中，若我在請假中走了，就是工作沒完成。」原來老師內心掛念的是未完成的工作！認真負責於教育工作的老師，最終掛念的仍是他未完成的教育工作啊！

陳阿姨眼眶泛著淚水，說著：「我好急！在有限的時間下努力完成了老師的心願！」老師的學生聽到老師狀況不好，紛紛從北、中、南趕來探視。恬恬的老師雖然此時只能點頭，但看到好久不見的學生，老師的嘴角總是彎彎微笑地回應著。我想此刻的老師——是回顧他這一生中教育工作帶給他的價值與意義，感到欣慰與值得。

「我希望他無憾我也無憾，人要走的時候，知道了自己人生的意義，無憾了！」說到這兒，陳阿姨眼淚直掉，說：「若不是來到安寧，團隊有這麼多人的幫我，也讓我們知道要保握時間，珍惜彼此，這才給了我勇氣去做及去說。」

最後訪談完抬起頭看到窗外的天色已黑，隨意地問了陳阿姨平常晚餐吃什麼？阿姨說：「現在都自己一個人在家，沒有什麼胃口，晚餐不太吃。」看著陳阿姨落寞的眼神有點心疼，於是我說那我陪你吃飯好嗎？點了餐點跟陳阿姨一起吃晚餐，聊了聊沒有老師的生活，就這樣不知不覺地她吃完了整份餐，她訝異地說：「我已經很久沒有這樣好的食慾了，沒想到跟你聊完，有撫慰了我。」但對我而言，因為這次的訪談也療癒了我疲憊的心理啊！

在安寧的路上，我們努力地做著，讓每個家庭能沒有遺憾，但仍有許多不足，我們知道面對生死大事誰都一樣，準備再多都無法消弭生死分離時的悲哀，在陪伴過程中有短有長，但慶幸能做的、該做的都已做了，彼此是無遺憾的。

照顧末期病人及家屬，我們常常會有挫折，但又常常會許多的「陳阿姨」給我們鼓勵，讓我們能更有力量站得更穩。

03

看的不是風景，是人生！

潘佩菁

安寧病房在很多人的想像裡，猶如一條有去無回的路。臨床上照護的是疾病末期的病人，病患疼痛、呼吸喘、出血、腫瘤傷口等狀況的處理對臨床護理師皆司空見慣。這次要照顧一位從血液腫瘤科轉來的林大哥，這個月我是大夜班主護，凌晨交班完，例行性查房看病人的狀況，所有的病人都睡了，只有林大哥跟她的太太還醒著。第一次見面，林大哥說：「小姐，我睡不著，給我打安眠針！」我例行性地詢問：「大哥是有哪裡不舒服，影響了睡眠？」林大哥表情與口氣都顯得不耐煩地說：「我就是想睡，睡不著，幫我打針啦！」對於病人直接的命令，我內心也開始不悅，覺得這個人怎麼這麼沒禮貌，不讓我好好評估，看著她太太疲累的表情，她也說：「護理師你就幫他打安眠針好了，不然我也不用睡了。」我想先讓病人跟家屬夜晚有好的休息，來日方長，之後再好好了解關心病人的內心想法。

照顧林大哥一段時間後，了解他的疾病——從感覺腳麻、跛行到之後雙下肢肌力一分、大小便失禁、放尿管，只有短短五個月時間，這樣的疾病打擊，難怪他會口氣不好。因為林大哥的尾骶腫瘤傷口大、異味很重、會流血，每班都要傷口換藥，我在協助打止痛針、換藥、跟案妻一起為病人翻身時總是要小心翼翼的，因為只要一個動作沒有跟病人和太太配合好，他就會痛到大叫一兩聲，然後就是林大哥白眼我。常看林大哥鬱鬱寡歡的臉皺在一起，我們總是希望能減輕病人身體疼痛，至於病人心理的痛苦，需要的是時間療癒。

林大哥常跟我說想下樓抽菸，礙於傷口長抗藥菌隔離，我也愛莫能助。終於，等到解隔離的那天早上，太太跟我說他坐輪椅下樓，一抽就抽了兩根香菸。既然現存醫療沒辦法將病人治癒，對於病人想做的心願，家屬跟醫護同仁都會盡量協助病人完成。解隔離當天，病人說：「想回家，在醫院不自由！」經醫師調整好病人用藥、也確定案妻具備照顧技巧，病人出院轉安寧居家療護了。

再次見到林大哥是兩個月後，太太將林大哥照顧得很好，林大哥精神依舊，看到我也記得我的名字，但這次大哥變得很喘，每一口呼吸都很費力，大哥跟每一個人都知道這也許是他最後一次住院了。這次大哥在病房待了十天，沒有第一次見面的惡聲惡氣，太太跟我說他回家後每天抽兩包香菸，好似要把之前沒抽的全補上。我心裡想，辛苦太太順著他，在他身邊吸了這麼多的二手菸，也許，這是她愛他的方式！印象最深刻的是，有一次他剛從樓下抽菸上病房時，看到我推隔壁病房另一位大哥坐輪椅，看著十樓落地窗外的霓虹燈和道路上車水馬龍，林大哥有感而發地對我說：「你知道嗎？他看的不是風景，是人生！」這句話在我心裡縈繞許久，有點感傷，我心裡覺得沒有人想要成為病人，好漢最怕病來磨啊！

有時照顧新的病人跟家屬時，總會遇到不友善的時候。現在的我，學著放下防衛心，多點共情，先處裡當下病人的不適或主訴，詳閱病人病歷說明書，了解高哀傷危險群，讓自己防衛機制晚一點出現，深呼吸！身為團隊一員的我們，一定可以好好陪伴病人及家屬四道人生，及善生、善別，善終。

04 模範生畢業了

黃家麗

電梯門打開，耳邊傳來那熟悉有禮貌的招呼聲：「黃護理師您好，我又來麻煩妳了。」當天上 Leader 班坐在前面的我，張伯伯會很固定的每兩星期入院執行化學治療，配合著團隊的處置，總是親切地與照顧他的人問候。住院期間的張伯伯總是神采奕奕，帶著老花眼鏡看書報，做治療到他病房時，他會馬上拿下他的老花眼鏡並話家常的聊著：「黃護理師，早啊，妳又來看我啊，我沒有不舒服，妳早餐吃了嗎？」在我印象中，他是病人界的模範生。

在某天上班的病人名單中，出現張伯伯的名字，奇怪！還不到打化療的時間啊，怎麼會住院呢？當我靠近他的病床時，他閉著眼休息，似乎沒發現我已站在他的病床旁，這次的他，不同了，虛弱蒼白的臉色、嚴重的雙下肢水腫，我摸了他的手，叫了他，他慢慢張眼笑著對我說：「黃護理師，我又來麻煩您了，這次在家裡真的人很不舒服，雙腳都水腫，我女兒才硬把我送來醫院，也不知道我這次狀況會如何……。」

經過兩三天治療後，狀況似乎未有起色，某天中午，張伯伯的叫人鈴響了，我挺著四個月的孕肚大步邁向病人單位，張伯伯帶著微喘的呼吸對我說：「黃護理師，可以麻煩您一件事嗎？我女兒今天幫我帶一件我很喜歡的衣服，我想好好洗一下澡，可是我的體力沒辦法，只要動，我就會覺得很喘，你可以幫忙我女兒一起幫我擦身體嗎？」我說：「當然沒問題！」擦澡過程中，張伯伯還是不忘跟我道謝，我說：「你感到舒服最重要！」

在身體清潔擦乾後，幫他換上他最喜歡的那件淡藍色的襯衫，抹了他在家最常用的那瓶乳液，按摩了那嚴重水腫的雙腳，張伯伯微笑地說：「我現在感覺整個人好舒服。」看著張伯伯的表情，我不禁也微笑了起來。

回到護理站埋頭打紀錄的我，耳邊傳來張伯伯女兒的聲音，對我說：「我們想要回家了。」還在震驚疑惑中，女兒說：「剛得知罹癌，醫生告訴我們，爸爸的存活率只有一年，但爸爸很努力配合醫生的治療，他又多活了兩年陪我們，我們已經很滿足、也很知足了，爸爸曾說過，當他身體狀況變差時，他希望能回到家裡，和家人一起走過這段時光。所以，我想尊重他的意願，我們想要回家了。」聽完女兒的話，在內心百感交集下，撥通了救護車的電話。救護車來了，將張伯伯移至擔架上，救護大哥預計要將張伯伯推往走廊走道時，張伯伯突然用很虛弱的聲音及手勢表示請救護大哥停一下，張伯伯叫了我，並牽著我的手笑笑說：「黃護理師，謝謝你這幾年來對我的關心及照顧，我要回家了，也希望你順產，一切平安。」我告訴了張伯伯：「謝謝您，這段期間您很棒，也很辛苦，您在我心中是個很棒的模範生，我也要恭喜您今天畢業了！」我握著張伯伯的手陪伴他到電梯口，張伯伯用最後力氣帶著笑容對我著揮揮手，直至電梯門緩緩關起……。

05

如果生命是一場冠軍賽

蕭琇秀

即將過小夜接「妞胚」時間，電話響起「通知 01-1 急診病人」；一位二十六歲男生，研究所畢業，人生正要開始卻在去年發現得了副神經節惡性腫瘤且轉移了，幾乎全身都是腫瘤。入院評估，聽著病人訴說過去與入院經過，起初病人以為脖子扭到而疼痛，做了進一步檢查，卻意外檢查出惡性腫瘤，過程中病人侃侃而談，讓下班後的我心中默默想著：「診斷惡性腫瘤，怎麼可以若無其事談著，而且年紀與自己相仿的他，外表看不出異狀。」隔天他意識清楚，卻明顯虛弱無力，突然血壓低下轉加護病房，得知因敗血性休克呼吸喘插管，歷經了CPR，然而與死神拔河最終獲勝了，在治療下順利轉回病房，但經過這一回，他與父母決定簽署DNR。

在我再次擔任主護的這天，他說：「痰咳不太出來、吸不到氣。」隨即他的呼吸變得淺快費力，夾上血氧機，血氧掉了，即便抽痰、給藥及給氧依舊沒有改善，危急時，在一旁的父母因不忍心放手，希望病人撐下去，決定撤除DNR。戴著NRM轉加護病房插管治療，事後看護轉達才得知僅能從鼻胃管灌食的他，偷偷由口進食不慎嗆到，經過時間治療，他再度順利度過難關，下轉病房。

我又是主護，他更顯得虛弱，鼻胃管不能移除了，連講話都有困難，大多透過寫字來表達，我說：「又見面了，仍是我照顧，會不會有陰影？前次我沒發現你由口進食，還好平安撐過來。」他比出一個出拳動作，邊備藥及做身體評估後，準備離開病房時，他給了我一張紙條說：「其實那天妳不用自責，是我心急才搞成吸入性肺炎，可是我現在好多了！」看到紙條我很感動，總以為是護理人員給予病人心理支持，但卻反倒過來被病人安慰了。在病房期間恰巧是 NBA 冠軍賽，幾次進入病房他都在看球賽，原來他喜歡籃球，鮮少面帶笑容表示支持的球隊贏球。

隨著時間，病情逐漸走向惡化，反覆抽痰，腫瘤讓他外觀有了變化，肢體水腫及乏力，父母依舊期望反轉病情，而他確實充滿求生意志，但這源自於他不希望父母因他離世失望難過，卻不是為了自己。陪病中可看見父母對他的期待與愛，但愛也是礙，辛苦是他得承受著疾病不適。如果生命是場冠軍賽，即便打了延長賽，終究有結束的時候，希望這場比賽是怎樣度過與結束？可惜再也沒機會問他了，那個踏入病房準備上班的日子，只見好幾瓶充滿血痰的抽痰瓶，他離世了。

每個病人都有罹病與治療經歷的故事，他們的人生過程或許我們不曾參與，但結局卻參與了。在生命冠軍賽中我們無法決定他們的時間與生死，但可以扮演的是他們的隊友，無論戰役最終結果為何，「盡力而為」就是我們的本分吧。

06 期待再次相遇的緣份

蕭文婷

吳大哥罹患了肝癌，被癌細胞纏身數年，定期住院接受治療，住院期間，太太因工作無法陪伴，請了一位看護，每次做治療時，大哥只會回答護理師詢問的問題，不會多與他人說話，所以在大哥多次住院期間，很少與他多聊天。

逃不過癌細胞的折磨，這回大哥入住病房時，體力虛弱及腹水嚴重，導致呼吸困難及血氧不穩定，需要使用高壓氧氣，因蒸氣讓大哥很不習慣，一直想拿掉氧氣面罩，護理人員教導噘嘴式的方法調節呼吸，不僅可以轉移注意力，還可以調整呼吸。妻子在旁無微不至的照顧，當喘到汗流浹背時，用濕毛巾協助擦拭，並握住先生虛弱的雙手，以溫柔的語氣跟先生鼓勵與加油。經過醫療團隊的處置，終於可以讓大哥的不舒服緩解一些，外表冷酷且與護理師互動不多的大哥，第一次從口中說出：「謝謝你們對我的照顧，讓我現在舒服多了。」當下我真的很欣慰，希望病情可以好轉直到出院。但美好的事情總是短暫，病情每況愈下，大哥期待以順其自然、舒適的方式面對這次病魔，在安寧共照護理師的陪同下，大哥、妻子及女兒們在病房裡做了幸福人生的四件事——道歉、道謝、道別及道愛，妻子也跟先生說：「謝謝你——曾經為了這個家打拼過」、「這輩子我照顧你，下輩子我們還要繼續當夫妻，換你照顧我，我會好好地照顧自己」；當面對吳大哥離開的那一刻，在護理師陪同家人協助這輩子最後一次的身體清潔時，妻子也在大哥耳邊輕輕說：「請你放下一切，我們會互相照顧，女兒們也會照顧媽媽，我們永遠都是一家人。你永遠沒有病痛了，希望你在另一個世界，可以當個快樂的天使。」

臨床上遇到很多不同的故事，溫馨和樂的家庭，卻因疾病的纏身，需與最親近的家人道別，也要面臨生離死別的痛苦。有時心裡總是期待著可以遇到幸福奇蹟的曙光，讓生命再次的重現，將愛繼續延伸。

終部曲

最後一哩路——臨終陪伴

07

陪伴到最後是煎熬還是解脫

吳瑋倩

這是一位住一個多月的個案，近期內因為疾病進展的關係，病人開始常常主訴呼吸喘及各種不適等情形，給予緩解呼吸喘的用藥後仍無效，照顧者（阿姨）就開始在旁邊焦慮地說：「難道沒有再更好一點的藥物，讓他不要受折磨嗎？」剛好醫師在查房，答應會給予嗎啡藥物。在我們班內給予藥物後，跟阿姨說藥物打下去後，可能會有呼吸抑制的副作用，阿姨表示：「沒關係，就打吧。」但我發現阿姨說完這句話後，其實眼眶中有淚水打轉。而我在忙碌的臨床中，撥空了點時間找阿姨聊聊，去的時候阿姨無神地坐在陪客椅上，看見我之後才綻放笑容說：「你來囉！」我坐在阿姨的身旁，手輕輕地碰在她的右手上，我可以感受到阿姨手背的溫度。我問阿姨，妳這樣看著阿伯大口用力的呼吸，不是會讓妳覺得很難受嗎？怎麼不出去走走、散散心呢！阿姨說：「再怎麼難過也是要在旁邊陪他阿，看著他喘也不舒服，就會希望你們打藥物來讓他舒服，不要再有所痛苦。在阿伯清醒的時候就一直叫我去跟醫生說，打一個安樂死的針讓他比較快走，這樣拖磨讓他很痛苦……。但我怎麼敢，人家說打安樂死的針會坐牢，我也捨不得啊。」我在旁邊安慰阿姨說：「醫生每天都會來查房，評估病人的病情。如果阿伯的情況允許，醫生就會施打，不用擔心，我相信阿伯一定也不希望妳在旁邊看他這麼痛苦。」這時候，阿姨突然悲從中來哭訴著說：「阿伯之前就有跟兒子們說過，等他若走了，要好好的擔當起兒子的責任，要孝順、要長大、要好好照顧媽媽。」這時候，我默默地把衛生紙遞給阿姨，讓她好好宣洩情緒，我輕柔地對她說：「沒關係，阿姨妳就哭出來吧，憋在心裡面很不舒服。」約莫過了三分鐘後，阿姨收拾好情緒的對我說：「這裡的小姐都很好，都會聽我說話跟陪伴我，讓我覺得在這醫院不會這麼冷冰冰，在阿伯的最後這一段路，我也會好好陪伴他。之前看他喘得那麼不舒服，又一直找妳們幫忙，現在施打藥物後，你看阿伯就比較舒服了，這樣就夠了，要不然對他對我來說都是種折磨，現在就等最後一步，讓阿伯解脫了。」聽完阿姨語重心長地說完這些話後，我不禁思考，在臨床上通常我們就是發藥、打針、做治療，都沒有停下腳步來聆聽心聲、閒話家常，或許在未來有其他病人入住時，我想我還是會停下腳步來陪他們說說話，甚至聆聽他們的想法，讓他們感覺到醫院不再是冷清又無情的地方，而是充滿人情味且溫暖的地方。

終部曲

最後一哩路——臨終陪伴

235

08 最後一哩路

張佳鈴

那天交班的時候，聽到上一班說這床病人很躁動、很喘、很費力，家屬對於病人後續都還有猶豫，交完班去看病人後，心想真的很喘也很費力，感覺真的是一個未爆彈。沒多久專師就過來詢問病人女兒對於病人是否還有要做心肺復甦術，女兒說：「還要再問病人兒子。」約略十一點多，病人兒子急沖沖地來到護理站說：「要幫病人辦出院。」

我說：「大哥，現在幫阿公辦出院，阿公很危險。」

兒子說：「可是看他這樣，我也很不捨，還不如回家，這樣我爸比較好過。」

我說：「可是你現在回家，阿公也是會很喘，你看了也會不捨。」

這時候醫師出現了，醫師說：「現在病人是真的很喘，不知道你們是否還要給病人插管？」

兒子眼眶泛淚地說：「不要插管，上週去門診的時候，門診醫師就說我爸這關可能過不了，我希望讓我爸舒服就好，讓他睡覺不要這樣躁動不安。」

過了兩天後，病人的情況顯得更不佳，那天早上聽照服員訴說病人對小孩們很好，小孩在外面工作，都只會跟小孩說身體很好，不讓小孩擔心。

沒多久病人兒子前來探視病人，眼眶泛淚說：「我兩歲的時候，媽媽就不在了，我爸一個人身兼母職，拉拔我們這些兒女，即使身體再怎麼不舒服也都不跟我們說，就只想讓我們好好打拼事業，等我們發現的時候，才驚覺我爸這麼不舒服，他這才讓我們帶來醫院。」

我說：「現在也只能好好地陪伴阿公走完最後一程，這才是現在能把握的事情。」病人兒子沒講話，只有默默地擦掉落在臉龐的淚水。

隔天看到兒子前來辦理病人的死亡證明，兒子仍一直對我們說：「辛苦了，也謝謝你們。」

每次面對家屬這樣的反應，都覺得很不捨，也覺得站在醫療立場上，要讓家屬在危急時刻做出選擇的我們，是多麼冷酷及冷漠，在危急時刻選擇救與不救之間是多麼地煎熬與痛苦。雖然能夠理解家屬們為什麼無法在第一時間做出抉擇，但是當下的我，卻非得讓家屬答覆，心想如果是發生在我身上，我能像這個家屬一樣，果斷做出選擇嗎？也在想如何讓病人的最後一程走得舒服？讓家屬能盡到最後一點孝心？我希望在冷漠的白色巨塔裡，增加一點溫度及溫暖。

終部曲

最後一哩路——臨終陪伴

09 我想回家

楊筑棻

白班，對我來說是一個較忙碌的班別，當時每天交完班就要開始擔心是不是又有給不完的藥？做不完的事情？如：跟查房、量血壓、打針、安排檢查、發口服藥、給針劑等等，週而復始、日復一日的常規工作外，可能還會有一些雜七雜八的事情，如：冷氣不冷、地板濕了、不小心翻倒水、健保卡不見、遙控氣壞掉等等，通通都找護理師……，但似乎這些日常我已漸漸習慣，也慢慢找到自己的步調。

看完一輪自己的病人後，大概都有些印象，但唯獨對你最有印象，頂著黑白參半的頭髮，臉總是笑笑的，看起來很有福氣的一個阿公。開刀前告訴病人及家屬一些該注意的事情後，我就走出了病房。家屬加快腳步地追上我，告知我病人並不知道他本身得癌症的事情，只知道要開刀處理一些症狀，我聽了後表示會交班下去，讓同事都知道此事，家屬放心後，我深刻地感受到家屬本身的不安及焦慮。

開完刀後幾天，阿公還會關心我有沒有吃飯等等，我總是笑笑地跟他說：「忙完就會去吃了。」但有時候病人的病情並不如我們想像的那般順利，阿公開始吐，血氧開始稍微下降，抽血血色素數值也不樂觀，開始了一連串的治療，觀察幾天阿公的情形，稍微穩定後，因女兒擔心阿公的情形，變成了兩個女兒照護。

日子一天天地過，阿公況狀變得不好，也變得不愛說話，說話也以單字為主，不會像之前一樣多說幾句，而女兒也許是擔心阿公的情況，所以開始動不動有什麼事情就會按鈴或是衝出來護理站說：「護理師你可以過來一下嗎？」、「這個袋子放這樣是否有影響？」、「一天沒大便了耶！怎麼辦？」……等等問題。而這幾天有卡班卡到小夜班，剛好是卡到這段，今天女兒依舊一直跑出來找我，反覆地說：「爸爸吃了安眠藥，都沒睡覺怎麼辦？然後說一直想回家，兩顆眼睛睜的大大的。」我進入病房看了看阿公說：「阿公！你先睡覺，等你傷口好了，就可以回家了，好嗎？」阿公看了看我，用微弱的氣音只說了一句：「謝謝，但我想回家。」後來女兒到病房外告訴我：「不知道是不是我害了爸爸，因為是我逼迫他來開刀的，我跟他說開刀就會好，其他的不用擔心，但他現在一心只想著回家，不想在醫院，剛開始都好好的，也很配合治療，一直跟他說等他好點一定會讓他回家，現在回去的話，傷口怎麼辦？氧氣目前也都拿不掉，在醫院有比較好的治療，回家不好照顧。」

就這樣又過了幾天，阿公依舊用微弱的聲音一直說著要回家，放假第二天從學姊口中得知，阿公早上生命徵象開始不穩，下午開始下降，女兒因不想再讓爸爸痛苦，當下選擇了不急救，在不急救的情況下，阿公回天上了。

在聽完這個消息後，我腦中浮出了許多，阿公一直重複說著想回家的字句，我就在想——難道阿公反覆說著是意味著什麼？是知道了什麼嗎？不然為什麼一心只想回家？想到這裡，心裡不禁一緊，若女兒知道阿公的真心想法是這樣的話，不知道會面臨多大的衝擊，內心又會帶著多少愧疚的心情。在臨床上，我遇到許多不同的故事，許多溫馨和樂的家庭，卻因疾病纏身而與親近的家人道別，面臨生離死別。雖然心中總是期待著會有奇蹟的曙光，但人生難免會有些許的遺憾。

10 預立一份愛的禮物

吳怡穎

「護理師，敖早——呷飽沒？」阿春嬤帶著靦腆笑容，用禮貌簡短的輕聲問候，開啟早晨第一班的透析療程。阿嬤身材嬌小，身高不到一百五十公分，頂著黑白參雜的小捲髮，穿著整齊乾淨的衣裳，因農忙曬黑的皮膚，細長的丹鳳眼，眼尾夾帶著多道歲月釀造出的小細紋，令人印象深刻。每週三次、三個半小時的血液透析療程，過程中碰到血壓降低引起腳抽筋，護理師隨即停止脫水、降低血液流速等常規處置，接手要幫忙按摩時，您總會客氣婉拒地推辭掉：「護理師看顧患者已經足辛苦，麥擱無間，乎我休息一下，等一時就會好。」透析結束後，要離開洗腎室前，不忘向各位護理師說：「謝謝、再見。」庄腳人的樸實溫暖在您身上表露無遺；透析年資將近兩年，水分控制得宜，每個月的抽血報告，鮮少有紅字上榜，您說把自己顧好那叫本分，唯有把自己顧好才不會再給家人增添麻煩困擾，您是位個性純樸素靜、遵從醫囑衛教的病人，讓醫護人員打從內心敬佩的古錐嬤。

二零二二年門診血液透析室因應品質改善與跨團隊合作計畫，協同腎內醫師、社工師、安寧個管師安排了預立醫療相關活動，舉辦了衛教講座與床邊問卷調查。您聽完後，主動拜託我們幫您轉介給社工師，想了解意願書簽署流程跟規定。那天您像是個說故事的慈祥奶奶，輕描淡寫地說著讓人不捨又感觸深遠的人生體悟，您說：「兒子十年前意外身亡、丈夫三年前因病離世、娘家大哥因年歲大，前年在夢中睏去，安詳往生，雖然心裡不捨但也替他歡喜，最後一程了無病痛、走得舒適，『人生走到最後，攏是希望能夠好死麥甘苦。』」那時我深刻地明白到，您內心無比渴望臨終之時可以了無牽掛、安息善終。對於喪偶失親的孤單落寞隻字未提，您說從小到老，每個階段都有學習不完的課題，要面對太多的難關挑戰，人生無常、歡喜悲傷，最後都得經歷死亡過程。為了減輕家人在傷痛之餘，還要替自己決定末期醫療決策時的心理負擔，也能免去臨終之時，還得遭受無謂醫療維生儀器使用之折磨，所以想找家人去聽醫療決策諮商，一來可以自己決定，也讓家人知道自己的抉擇與想法，為了順應自我、完善尊嚴的走完人生最後一程，於同年年末簽署預立安寧緩和醫療暨維生醫療抉擇意願書。

一如既往的星期六早上，該是例行性的常規透析卻不見您的到來，電話打到家裡詢問：「阿嬤怎麼還沒來洗腎，是否有什麼事情耽誤了？」電話那頭傳來孫女哽咽傷心地說：「阿嬤叫不醒，已經送去急診。」因為事先簽署的預立醫療意願書，送入急診後，很快就啟動安寧照護，一切以最舒適、最符合您的期待方式做治療，停止透析、不給藥、不管灌。住進安寧病房的那幾天，團隊用了溫和平穩的安寧緩和醫療，把握最後寶貴的時間，讓親屬們齊聚陪伴在您的身旁，祈望在團隊的引領之下，善用人生的四道真理，能為您與家人順理刻劃出完整美好的珍貴回憶與人生意義。同時也能撫慰家屬悲慟的情緒、療癒柔軟傷痛的心靈，不留遺憾且保有尊嚴地走向最後的人生旅程。

阿嬤——一路順走！請帶著我們最真切的祝福，去找尋您想要的舒適自在國度，此生已無病無痛、不再束縛，願您人生圓滿安息！

11 安寧中的安寧

袁淑麗

那是多年以前，在筆者就讀護理科二專一年級的時候，家父經診斷——口腔癌，輾轉治療於大小醫院及傳統民俗療法之間，當時的我雖然對於醫療照護有些微的認識，但尚未於臨床工作，有著幫不上忙的強烈無力感，而家父也在我二專一的暑假——往生離世了。

在護理臨床工作二十餘年之際，上天再次跟我們家開了一個玩笑，家母經多科就醫檢查之後，診斷罹患肺腺癌。此時的我已非昔日徬徨無助的護生了，身為家中脊樑的我們，姊弟倆引領著母親勇敢面對一連串的化療及電療，而身為護理師的我，自然要擔待更多。在這約半年的療程中，住院期間，主治醫師總是不分晝夜的一天查房二、三次，每每都能更加穩固家屬及病患徬徨的心，而護理人員更是提供優質且溫暖的照護，讓母親在生命的末期不致感到孤單，最終也在安寧病房安然的離世。

過去在加護病房，對醫病的關係是屬於搶救生命及延長生命的模式，到了腹膜透析室以後，演變成讓個案更有品質的延長生命，跟個案的關係更像是朋友或家人，要設身處地的為他們著想，如何讓他們更有品質的延長生命，以為這是醫病關係的較高境界了。直到母親罹癌，多次入院化學治療，期間除了同事長官的關心外，院牧部在旁給我們大力的支持，最終末期時，母親選擇了安寧照護進入了安寧病房。在安寧病房讓我對醫病關係又更深一層認識，那就是有尊嚴地活著，在病房以個案為中心，讓個案有家的感覺，母親在安寧病房能夠放鬆，而且在臨終前一天，還可以笑著跟我們這些子女好好的道別，把心裡的話都講出來。很感動的是——母親離世後，將母親的大體送到安息室，當我們看見母親竟然是一個安詳的臉，就像睡覺一樣的躺著，我想這就是對生命最高的尊重了。弟弟曾分享說：「父母二次的癌症療程之於他就好像本院智慧開刀大樓上的基督十字架。」當年在他高三某一天，翹課搭客運走中山高速公路到林口長庚探視父親，而這次母親電療的路程，他開車載著母親上78快速道路至石龜車站搭火車，一豎一橫真的宛如紅色十字，基督無私的愛，溫暖我們全家。

這次身處醫療現場的我，主觀上是家屬，客觀上又是員工，主客觀的觀察及體會下，雖然，惋惜家母最終還是不敵病魔而離世，但不免為本院的軟硬體醫療照護品質大大的按讚，感受到所有醫護人員的辛勞付出及視病猶親。

這次，我們姊弟陪母親走到最後，相信母親是略感欣慰吧！撰寫此文剛好是母親節前後，這是我們第一個媽媽不在的母親節，傷感之餘，想跟天上的媽媽說：「媽，我們想你了。」

12

永遠在我心

何沁菉

那天一如既往的做著常規治療，來到一天日正當中的中午，在加護病房裡若不拉開窗簾或者看看時鐘，我常常不知道現在是什麼時候，更何況是臥床的病人，帶著我的用物，我跟今天照顧的奶奶說：「奶奶現在是中午了！我先幫妳刷牙、抽痰，再來喝午餐的牛奶！」因為體內的二氧化碳過高，呼吸衰竭，在意識不清的情況下，家屬不願讓奶奶承受更多痛苦，所以拒絕插管，因此帶著非侵入性正壓呼吸器的面罩呼吸著。確認血氧濃度是足夠的，拆下臉上的面罩，幫奶奶刷牙，但奶奶的血氧下降很快，立刻再將面罩扣回去臉上，待血氧回升後再繼續刷牙，這是照顧奶奶的第五天，以往她的血氧都能在戴上面罩後維持百分之九十五以上，但今天即便面罩已經經過檢查沒有漏氣，休息一會兒，血氧仍然無法回升，那時的我還沒獨立，帶我的學姊在一旁問了我：「平常奶奶的心跳速率大概都多少？」並且俐落的按了測量血壓鍵，想了想奶奶這幾天心跳都差不多八十到九十下／分，但現在剩下五十初而已，血壓也開始掉，學姊要我先打電話跟家屬說一聲，看他們要不要來一趟醫院。馬上脫下手套洗手，慌慌張張之餘，奶奶的心跳越來越慢，在聯絡家屬之後，生理監視器上的心跳波型漸漸的趨於平緩。沒錯，奶奶在我不知不覺中悄悄地離開了。家屬準備了奶奶的衣服，來到了病床邊，這是我第一次遇到自己的病人離開，學姊帶著我學習應該要做些什麼事，然後讓家屬與奶奶再說說話，這時我發現，原來奶奶一家人是虔誠的基督徒，在引導家屬做四道人生——「道愛、道謝、道歉與道別」時，在一旁的我很有感觸，因為字字句句裡，我聽到的是充滿祝福，祝福奶奶到天國後重新獲得健康及快樂。其中在四道人生之中，兒子握著奶奶的手說：「媽，對不起，是我太自私，想要您再多陪我們一下，多留了您一下，讓您又多承受痛苦，可不可以原諒我，下輩子再讓我當您兒子？」這一席話，外表假裝鎮定的我，其實眼淚都沾溼了口罩，接著兒子引導著子女們禱告，這時我發現坐在一旁的爺爺，從進來到現在一句話都沒有說，只是一直握著奶奶的手，我問爺爺有沒有什麼話想跟奶奶說說，因為聽覺是最後消失的，奶奶現在可以聽到你們跟她說話，此時此刻爺爺笑笑說：「結婚六十年妳都保養的那麼好，去天國要繼續那麼漂亮喔！」最後我拍拍家屬們的肩膀，遞上衛生紙請他們外面休息一下，學姊帶著我幫奶奶換上新的衣服以及把身上的管路移除，讓奶奶體面的走這最後一程：「奶奶病都好了喔！」

這是我第一次遺體護理，經過這次的學習，檢視自己的敏感度還不足，在病人生命徵象有變化時未能及時發現或做處理，以及在生命的終點，護理人員給予家人的陪伴及應對都應再加強。

在家屬身上，我看到他們對於離別是充滿祝福及正向的，雖然道別了，但家人們的心都是繫著彼此，我想奶奶永遠都存在，存在他們心裡。最後我也想為奶奶禱告，並且謝謝她，帶著病痛的身軀讓我學習成長，謝謝她讓我陪她走這醫院的最後一程。

——「神要擦去他們一切的眼淚；不再有死亡，也不再有悲哀、哭號、疼痛，因為以前的事都過去了。」。（啟示錄 21:4）

13 與死神的搏鬥

何佳珊

快！第二床 Heart Rate 變慢了，Check 脈搏沒有，病人有 DNR 嗎？急救車、電擊器推過來！趕快上去壓，Call 值班跟 NP，打給 RT，這些話我想在 ICU 是耳熟能詳的，那是一位七十多歲的奶奶，診斷肺癌第一期也開始化療了，此次因為自訴呼吸喘不適來急診就醫，因氧氣不穩上加護病房觀察，進來時問奶奶要不要插管治療，奶奶也是說看醫生怎麼處理需不需要，自己沒有意見。後來奶奶插管了，但呼吸一直很費力，所以使用了鎮靜及止痛劑，但呼吸也一直沒有改善，抽了 ABG 呈現酸中毒，陸續補了好幾十支Jusomine，學姊們很有默契地快速執行所有醫囑，並且立即發現了病人的變化，心跳突然從一百多變六十幾，下一秒就四十幾，血壓也量不到，在臨床待不到一年的我，當時好緊張，腦袋一片空白。這時學姊們開始發號施令，聽著學姊急促的聲音，趕緊告訴自己現在不是害怕、慌張的時候，要沉住氣，在一旁的我，趕緊聽從醫師的指令，從急救車拿取強心劑、升壓劑，看準著時間，落實每三分鐘給予一次，看著值班醫師用最快的速度幫病人放置中心靜脈導管，每一位醫療人員都用盡全力協助奶奶，看著大家一起來幫忙的畫面，很感動。同時值班醫師也撥打電話與家屬做病情解釋，每位醫療人員都擔任著不同角色，一起來搶救奶奶，時間滴滴答答地過去，每分每秒都是珍貴，此時心跳回來了！聽見這句話，頓時鬆了一口氣。但病情的變化真的好令人措手不及，下一秒又心跳停止，就這樣急救了許久，家屬尚未到院，主治醫師前來再次與家屬通話，家屬在電話中決定不急救了，不想讓奶奶繼續痛苦，在學姊停止CPR的那刻，奶奶僅靠著最高劑量的升壓劑維持著生命，等著家屬來見她最後一面，還記得專師前來診視時也告知再打一隻強心針，讓奶奶可以再撐一些時間。雖然最後奶奶還是先離開了，依然記得那一天外頭下著滂沱大雨，後來家屬們到了，聽見家屬在圍簾裡喊著：「媽──對不起，我們來晚了。」看著爺爺難過的身影，原以為在加護病房工作的我，面對死亡這樣的情境已經能夠處之泰然，但沒想到心裡頭依然有著滿滿的酸楚，原來──我們不是每次都能夠戰勝死神。

回想起之前當護生時，臨床老師曾問過我們──護理是什麼？那時的我還懵懵懂懂以為基本的照護就是護理的本身，但現在處於職場上經歷許多事情，更能深刻體悟到護理的價值，也了解到護理不單只是一個人就能完成，是需要團隊協力合作才能完成。每個人都是單獨個體，但是集結在一起發揮各自所長，形成強大的力量來幫助病患，使病人恢復心跳及康復，是我們最大的成就感。

而面對死亡，有時候總在想，生命是脆弱且無法預知長短，應時刻提醒自己及身邊的人——愛要及時，珍惜當下所擁有的。無論在面對危急的狀況時，選擇的是積極搶救又或是不讓病患繼續受苦折磨，我想這並沒有所謂標準的對與錯，面對生命死亡這個課題是需要很長一段時間的歷練，去學習對於生命的釋懷及放下，也讓我更懂得家屬在面對生命的抉擇時，內心的掙扎以及徬徨無助。身爲護理人員的使命不僅僅只是照護病患，也應去同理照護家屬的身心感受，我想這就是護理最美及最可貴的價值。

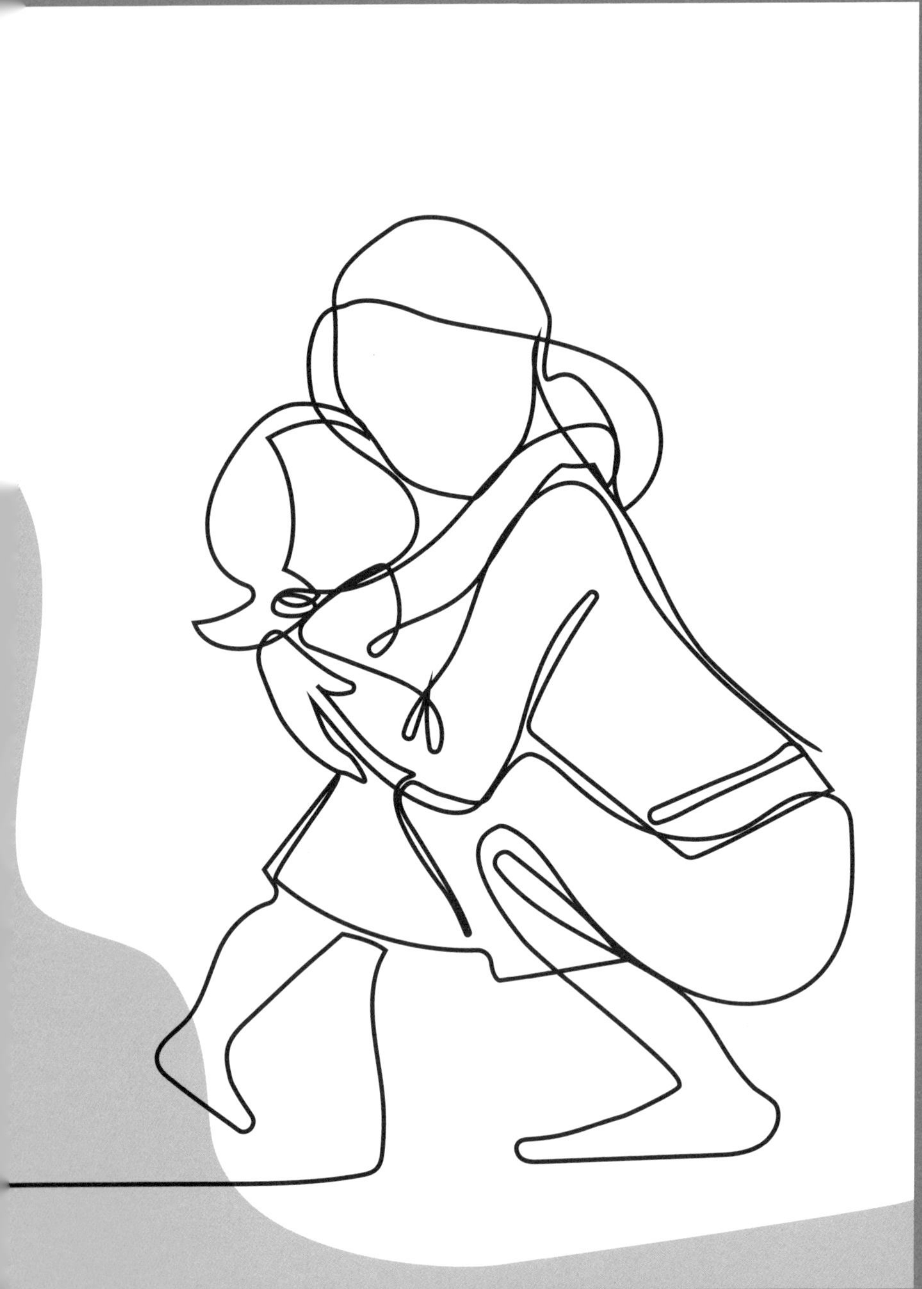

作者群英親簽板

林妤穎 王嘉慧

蔡慧萍 林冠伶

沈巧綺 蔡怡如

王品璇 李俐香

鄭芸菁 黃卿鳳

張佳鈴 許淑鈺

柯貞汝 楊婉茱

陳英珊 袁淑麗

何沁棻 林佩娟

陳燕雪 徐書儀

李其臻
汪怡慧
吳怡穎
江怡岑
蘇美雲
吳伊艳
潘佩美
Wang
方鄭鈞
李昕昱
吳瑋倩

洪于婷
許家禎
洪語婷
何佳珊
王姿盈
吳宇萩
蔡旻樺
黃家蓁
高敏
蕭文婷

國家圖書館出版品預行編目（CIP）資料

陪伴 敘說生命起落 / 戴德森醫療財團法人嘉義基督教醫院護理師作 . -- 初版 .
-- 新北市 : 張老師文化事業股份有限公司 , 2024.11
面 ;　公分 . -- (心靈拓展系列 ; D225)
ISBN 978-626-99237-0-0(平裝)

1.CST: 護理人員 2.CST: 醫病關係 3.CST: 通俗作品

419.8　　113017672

張老師文化雲平台

app 下載（通用）

心靈拓展系列 D225

陪伴 敘說生命起落

作　　者／戴德森醫療財團法人嘉義基督教醫院 護理師
總 編 輯／萬儀
責任編輯／陳湘玲
封面設計／陳碧桃
行銷企劃／呂昕慈

發 行 人／葛永光
總 經 理／涂喜敏
出 版 者／張老師文化事業股份有限公司 Living Psychology Publishers Co.
23141 新北市新店區中正路 538 巷 5 號 2 樓
電話：(02)2369-7959　傳真：(02)2363-7110
讀者服務 Email：sales@lppc.com.tw
網址：https://www.lppc.com.tw/（張老師雲平台）

I S B N ／978-626-99237-0-0
定　　價／320 元
初 版 1 刷／2024 年 11 月

法律顧問／林廷隆律師
排　　版／拾夢設計工作室
印　　製／大亞彩色印刷製版股份有限公司
※ 書中所提家庭、人物皆經改寫，如有雷同，實屬巧合

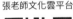